Dr. Angela Fetzner

Die Ölziehkur - Entgiften und Heilen

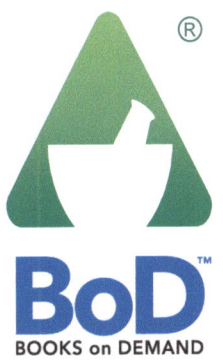

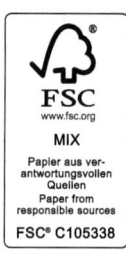

Bibliografische Information
der Deutschen Nationalbibliothek
Die Deutsche Nationalbibliothek verzeichnet
diese Publikation in der Deutschen National-
bibliografie; detaillierte bibliografische Daten
sind im Internet über http://dnb.dnb.de abrufbar.

1. Auflage 2017
2. Auflage 2019

Herstellung und Verlag: BoD
                                Books on Demand,
                                Norderstedt
Umschlaggestaltung:
ZERO Werbeagentur, München unter
Verwendung von Motiven von shutterstock.com
Foto: © nexus 7   shutterstock.com
Buchsatz: Michael Raab

ISBN 9783744820622

Inhaltsverzeichnis

Prolog

Die Ölkur – Entgiften mit Pflanzenölen

Die Ölkur – auch Ölziehen, Ölsaugen oder Ölkauen genannt – ist eine naturheilkundliche Anwendung aus dem Ayurveda, bei welcher der Mund mit Pflanzenölen gespült wird. Auf diese Weise werden zahlreiche Giftstoffe und Krankheitserreger aus dem Mundbereich sowie aus dem gesamten Körper geschwemmt – durch die umfassende Wirkung des Ölziehens auf den ganzen Organismus können so viele Krankheiten geheilt oder gelindert werden. Weiterhin eignet sich Ölziehen auch zur Vorbeugung vieler Krankheiten.

Der Leser erfährt in diesem Buch alles Wissenswerte über die unkomplizierte, einfach anzuwendende und nebenwirkungsarme Methode des Ölziehens.

Noch wirksamer ist die Ölziehkur allerdings in Kombination mit weiteren entgiftenden Maßnahmen – deshalb finden Sie in diesem Buch auch die Darstellung der wichtigsten entgiftenden Anwendungen aus der Naturheilkunde, insbesondere werden passend zum Thema effiziente reinigende Therapien des Ayurveda erörtert.

Die Autorin berät und informiert als promovierte Apothekerin seit zwei Jahrzehnten zahlreiche Kunden. Als unabhängige Autorin und Apothekerin fühlt sich die Verfasserin dieses Buchs nur der Gesundheit und dem Wohl der Menschen verpflichtet.

Herzlichst Ihre Apothekerin Dr. Angela Fetzner

Die Tradition des Ölziehens

In der ayurvedischen Heilkunde wird das Ölziehen bereits seit tausenden Jahren bei vielerlei Beschwerden und Krankheitsbildern angewendet. Schon im Kernstück der traditionellen Literatur des Ayurveda, der **Charaka Samhita**, wird das Ölziehen beschrieben. So heißt es dort etwa: *„Regelmässiges Ölziehen stärkt die Kieferknochen und die Stimme, entwickelt das Gesicht und maximalen Geschmack der Nahrung...Zähne bekommen keine Karies und werden fest verwurzelt. Es gibt weder Zahnschmerzen noch Sensibilitäten, die Zähne können selbst die härteste Nahrung kauen."*

Das Ölziehen wird dort als Gandusha bezeichnet und dient der Reinigung und Entgiftung des gesamten Körpers. Über 30 Krankheiten sind in dem Werk aufgeführt, welche mittels Ölziehen geheilt werden sollen – angefangen von Kopfschmerzen bis zu Hormonstörungen.

Eine gründliche Reinigung und Entgiftung des Körpers ist im Ayurveda Voraussetzung für tiefer greifende Heilungsprozesse. Die Reinigungsprozesse dienen vor allem dazu, die Selbstheilungskräfte des Körpers in Gang zu setzen und fehlgeleitete Energien im Körper zu harmonisieren.

Ayurveda sieht den Menschen in seiner Ganzheitlichkeit, diese Sichtweise schließt auch die Erkenntnis vom Zusammenhang zwischen einem gesunden Mund/Zähnen sowie gesunden Organen mit ein. Kein Organ, nicht einmal eine einzelne Zelle des Organismus, existiert in Isolation – vielmehr hat jede Veränderung eines Organs Wirkung auf die Zähne und umgekehrt.

Ölanwendungen spielen in allen Bereichen des Ayurveda generell eine wichtig Rolle – sei es bei Ölmassagen, Stirngüssen usw. – Öl ist stets ein essentieller Bestandteil der entgiftenden, reinigenden, heilenden und harmonisierenden Behandlungen.

Entgiftungsmaßnahmen gehören zu den elementaren Behandlungsmethoden des Ayurveda, so ist das Ölziehen eine von zahlreichen Entgiftungsmethoden im Ayurveda. Der gesamte Mundbereich gilt als Sammelbecken für Gifte aller Art – insbesondere im Schlaf werden Gifte und Schlacken vom gesamten Körper in den Mundbereich transportiert. Aus diesem Grund sollten die über Nacht angehäuften Schlacken, Säuren und Toxine bevorzugt am Morgen mittels Ölziehen vom Öl aufgenommen und anschließend ausgespült werden.

Was genau ist Ayurveda?

Wer sich näher mit Ayurveda beschäftigt, wird schnell feststellen, dass es sich hierbei um weit mehr als um wohltuende Wellnessmassagen handelt oder um mehr oder mehr weniger authentische ayurvedische Kochrezepte, sondern vielmehr um eine umfassende Gesundheitslehre, die alle Bereiche des Lebens er- und umfasst. Denn die Lehre des Ayurveda stellt eine verwobene und komplexe Mischung von Wissenschaft, Religion, Philosophie, Mythologie und Astrologie dar.

Ayurveda ist eine traditionelle indische Heilkunst und Gesundheitslehre. Übersetzt bedeutet Ayurveda „das Wissen vom (guten und langen) Leben". Der Begriff stammt aus dem Sanskrit – der alten Hochsprache Indiens - und setzt sich aus den Wörtern Ayus (Leben) und Veda (Wissen) zusammen.

Ayurveda ist eine ganzheitliche Lehre, die besagt, dass der Mensch nur gesund bleibt, wenn er sich im inneren Gleichgewicht aller Kräfte befindet. Im Gegensatz zur westlichen Medizin beschränkt sich Ayurveda nicht nur darauf, Krankheiten zu behandeln oder zu heilen, sondern das vorrangige Ziel ist es, durch gesunde Lebensführung die Selbstheilungskräfte des Körpers zu aktivieren.

Hierbei ist der Mensch nicht nur passives Objekt, sondern er wird selbst aktiv in der Behandlung tätig. Der Mensch wird dabei stets in seiner Ganzheitlichkeit gesehen und als individueller Bestandteil des Universums betrachtet.

Genau diese ganzheitliche Betrachtung des Menschen bedingt die zunehmende Popularität des Ayurveda auch im Westen gerade in einer Zeit, in der immer mehr Menschen von der Schulmedizin enttäuscht sind. Überdrüssig von der modernen Apparatemedizin, wenden sich diese umfassenden, alternativen Behandlungsmethoden zu – allen Fortschritten der modernen Medizin zum Trotz.

Denn im Ayurveda wird die Sehnsucht des Menschen nach einer umfassenden Medizin gestillt und erfüllt, da bei dieser Heilkunst nicht nur das aktuelle Leiden oder das kranke Organ eines Menschen im Mittelpunkt steht, sondern der gesamte Zustand des Menschen genau betrachtet und geprüft wird, er in seiner Einzigartigkeit wahrgenommen und entsprechend behandelt wird. So gibt es im Ayurveda auch keine Standardtherapien, selbst bei exakt der gleichen Krankheit wird immer unterschiedlich und individuell behandelt.

Von besonderer Bedeutung ist hierbei die individuelle Konstitution des Menschen, die bei der Behandlung in ihr natürliches Gleichgewicht gebracht werden soll. So besagt die Lehre des Ayurveda, dass nur ein Leben gemäß der eigenen Konstitution die Gesundheit bewahren oder wieder herstellen kann. Entsprechend muss bei jeder Therapie auch die persönliche Lebensweise überdacht werden, hierbei werden nicht nur medizinische Aspekte, sondern alle Bereiche des Lebens, auf den Prüfstand gestellt.

Am Anfang jeder Behandlung stehen Reinigungsmaßnahmen, die den Körper von Schlacken, Umweltgiften sowie seelischem Ballast befreien sollen. Dazu gehören wohltuende Massagen und Ölbehandlungen, weiter stehen Entspannungstechniken wie Meditation und Yoga auf dem Plan. Eine ganz wichtige Rolle spielt weiter die Ernährung, die gemäß der jeweiligen Konstitution ermittelt wird.

Durch diese Maßnahmen wird der Mensch im Idealfall nicht nur von Krankheit und Leiden befreit, sondern er erlangt deutlich mehr Lebensqualität durch neu gewonnene seelische und körperliche Kraft, Ausgeglichenheit und Vitalität.

Der Ursprung vom Ayurveda findet sich in der vedischen Hochkultur Altindiens. Das genaue Alter des Ayurvedas ist unbekannt, die ältesten bekannten schriftlichen Aufzeichnungen sind etwa 3000 Jahre alt. Man geht jedoch davon aus, dass die Wurzeln der mündlichen Überlieferungen noch viel weiter in die Vergangenheit zurückreichen.

Ayurveda ist eine Kombination von Erfahrungswerten und Philosophie, die sich auf die für die menschliche Gesundheit und Krankheit wichtige physische, mentale, emotionale und spirituelle Aspekte konzentriert. In Asien, insbesondere in Indien, wird Ayurveda als Heilmethode auch wissenschaftlich an Universitäten gelehrt und ist bei der Bevölkerung vollständig akzeptiert und anerkannt.

Das Studium der Ayurveda-Medizin dauert wie das schulmedizinische Studium mindestens fünfeinhalb Jahre. Die Unterrichtssprache ist Englisch und Sanskrit. In Krankenhäusern arbeiten Schulmediziner und ayurvedische Ärzte zum Nutzen des Patienten Hand in Hand miteinander. Die erfahrensten Ayurveda-Ärzte praktizieren in Kerala, der Heimat des Ayurveda. Kerala ist ein Küstenstaat im Südwesten von Indien, unzählige Inder sowie Menschen aus der ganzen Welt pilgern nach Kerala, um Linderung für ihre Leiden zu erfahren. So wird ersichtlich, dass authentisches Ayurveda viel mehr ist als eine kurzlebige Modeerscheinung, sondern eine große Bereicherung für alle Menschen, die in psychischer und physischer Harmonie leben wollen.

Diagnose und Behandlung im Ayurveda

Die Stärke der ayurvedischen Medizin ist es, den Menschen in seiner Individualität zu erkennen und auch entsprechend zu behandeln. Man geht in der ayurvedischen Philosophie davon aus, dass jeder Mensch von Geburt an ein bestimmtes Pakriti besitzt – Pakriti kann man als den persönlichen Bauplan eines Menschen ansehen oder auch als sein individuelles Wesen. Das Pakriti ist bereits bei der Empfängnis festgelegt. Es ist bestimmt durch die jeweiligen Gene der Eltern sowie deren geistigen und körperlichen Zustand bei der Zeugung. Das Pakriti ist bei jedem Menschen einzigartig, ein Pakriti gleicht niemals dem anderen. Es bestimmt unsere gesamte Persönlichkeit und Individualität. Gesundheit wird als Harmonie des individuellen Pakriti und als ausgeglichene physische und psychische Konstitution angesehen. Krankheit entsteht durch eine Disharmonie der individuellen Konstitution, es gilt daher, diese wieder in Balance zu bringen.

Eine Disharmonie in der Konstitution kann bspw. durch ungesunde Ernährung, einen unpassenden Lebensstil, mangelnde Bewegung, Stress, Überforderung, ungünstige klimatische Verhältnisse oder eine Anreicherung von Umweltgiften, Schlacken, Toxinen und Säuren im Körper entstehen.

Auch seelische Traumata, belastende Erlebnisse und eine ungünstige genetische Disposition können das Gleichgewicht im Körper stören.

Der unnatürliche Zustand des Körpers, bei dem die individuelle Konstitution aus den Fugen geraten ist, wird als Vikriti bezeichnet. In der ayurvedischen Medizin ist es außerordentlich wichtig, den Auslöser für eine Erkrankung zu kennen. Während in der Schulmedizin die Krankheit häufig nur symptomatisch behandelt wird, der auslösende Faktor für die Behandlung einer Erkrankung aber nur eine untergeordnete Rolle spielt, ist es für den ayurvedischen Therapeuten von großer Bedeutung, herauszufinden, was die Erkrankung ausgelöst hat.

So wird der Patient nach seinen Lebensgewohnheiten gefragt, nach seiner Ernährung, nach seinem Tagesablauf, nach Vorerkrankungen und nach seinem aktuellen Gesundheitszustand – so kann der ayurvedische Arzt sich ein genaues Bild von seinem Patienten und dessen Konstitution machen. Bei der Befragung geht der ayurvedische Arzt idealerweise sehr empathisch vor – er hört dem Patienten zu, fühlt mit ihm, hat Verständnis für ihn. Der ayurvedische Therapeut sieht den Menschen als Ganzes, an erster Stelle steht der Mensch, dann erst die Krankheit.

Durch die Befragungen erkennt der geschulte ayurvedische Arzt auch schnell, inwieweit die aktuelle Konstitution des Patienten von dessen ursprünglicher Konstitution abweicht – hieraus leitet sich dann auch die für den Klienten geeignete Therapie ab.

Die Therapie beginnt also mit einer richtigen und ausführlichen Diagnose und Bestandsaufnahme. Im Ayurveda sagt man deshalb auch, dass die richtige Diagnose die beste Therapie ist.

Hierbei ist zu beachten, dass es in der ayurvedischen Medizin keinen für alle Menschen gültigen Gesundheitsbegriff gibt. Da jeder Mensch eine individuelle Konstitution besitzt, können auch nicht für alle Menschen die gleichen Regeln betreffend Ernährung, Bewegung und Lebensweise gelten.

Die Diagnose wird stets am gesamten Patienten durchgeführt – d. h. der ganze Mensch wird genau betrachtet und untersucht, nicht nur das erkrankte Organ. Zur ayurvedischen Diagnose gehören z. B. generell eine gründliche körperliche Untersuchung, Puls- und Urinuntersuchungen sowie eine Prüfung von Zunge und Augen, unabhängig davon, in welchem Bereich die Beschwerden vorliegen. Dies dient nicht nur der Diagnosefindung, sondern auch dazu, die individuelle Konstitution, also das Verhältnis der Doshas zueinander, zu ermitteln.

Mit Hilfe dieser Information wird die für den Patienten angezeigte Therapie bestimmt.

Die Behandlung umfasst das Vermeiden ursächlicher Faktoren, die für das fehlende Gleichgewicht der Doshas verantwortlich sind. Normalerweise besteht die Behandlung aus einer speziellen Ernährung, manueller Therapie, einer vorgeschriebenen Tagesroutine und der Gabe bestimmter Medikamente.

Im Ayurveda ist die individuelle Ernährung der Hauptpfeiler der Therapie. Dafür gibt es zwei Gründe: nur qualitativ hochwertige Nahrung kann vom Körper zu qualitativ hochwertigen Stoffen verstoffwechselt werden.

Das vorrangige Ziel der ayurvedischen Heilkunst ist dabei stets die Vermeidung von ernsthaften Erkrankungen, indem man versucht, den Auslöser der jeweiligen Erkrankung zu finden. Deshalb ist es wichtig, bereits erste, unspezifische Anzeichen einer Erkrankung zu erkennen, um so den Boden für den weiteren Ausbruch der Krankheit entziehen zu können.

Dies geschieht v. a. durch die Bemühung um die für den jeweiligen Patienten richtige Ernährung und Lebensweise, sowie das Ziel, ungesunde Gewohnheiten aufzugeben. Daneben gibt es eine Reihe von Behandlungen, die dem Körper dabei helfen sollen, das richtige Verhältnis der Doshas wieder zu erlangen.

Die Diagnose in der ayurvedischen Heilkunst ist eine Beschau mit allen Sinnen. Der ayurvedische Arzt sieht, hört, fühlt – er erfasst also den Patienten mit allen Sinnen. Zu den Routineuntersuchungen gehört die Inspektion (das Betrachten) des Patienten, woran sich in der Regel die Palpation (das Betasten mit den Fingern oder der Handfläche, um Konsistenz, Schmerzempfindlichkeit und Beweglichkeit der Organe zu überprüfen) anschließt.

Auch die Auskultation (das Abhorchen, typischerweise mit dem Stethoskop) ist eine Standarduntersuchung. Die Beschaffenheit der Zunge gibt dem Arzt weiter Auskunft über etwaige Stoffwechselstörungen sowie über Störungen der Doshas.

Ferner verrät die Struktur der Augen viel über eine etwaige Disharmonie im Körper - je nachdem ob die Augen klein, eng oder groß sind, kann auf bestimmte Dosha-Störungen geschlossen werden.

Auch die Stimme des Patienten fließt in die Untersuchung mit ein, hier spielt die Tonlage und der Klang derselben eine wichtige Rolle für die Beurteilung von Störungen der Konstitution. Die Gestalt des Patienten, seine Körperstruktur und sein Gang lassen ebenfalls Rückschlüsse auf die Balance im Menschen zu.

Bei der Berührung der Haut des Patienten prüft der Ayurveda-Spezialist, ob diese trocken, feucht, ölig, rau, fein, warm oder kalt ist. Denn auch die Beschaffenheit der Haut kann Kennzeichen für Ungleichgewichte im Körper sein. Von ganz fundamentaler Bedeutung ist die Pulsdiagnose. So weist der Puls stets stabile konstitutionelle Merkmale auf, daneben wird dieser aber auch durch körperliche und seelische Störungen beeinflusst.

Der Urin des Patienten spielt hinsichtlich der Häufigkeit, der Menge und der Farbe eine wichtige Rolle in der ayurvedischen Diagnostik. Der Stuhlgang dagegen gibt Auskunft über den Zustand der Doshas und der Körpergewebe, über das Verdauungsfeuer (Agni) und den Stoffwechsel sowie über etwaige Schlackenstoffe und Toxine.

Daneben prüft der geübte Ayurveda-Mediziner noch weitere Parameter wie die Beweglichkeit des Patienten, dessen Körperkraft, die Vitalität der Gewebe und Knochen, weiter den Körperbau, die Körpermaße und –proportionen. In die Untersuchung wird auch die Anpassungsfähigkeit des Patienten miteinbezogen, seine Wahrnehmungsfähigkeit, seine psychische Belastbarkeit und seine Altersstruktur. Um die besten Behandlungserfolge zu erzielen, arbeitet der ayurvedische Arzt integrativ mit der Schulmedizin zusammen. So erfolgen auch Laboruntersuchungen des Blutes und des Urins sowie apparative Untersuchungen (z. B. Ultraschall). Näheres zur Philosophie und Praxis des Ayurveda können Sie bei Interesse meinem Ratgeber „Ayurveda – Die Kunst vom guten Leben" entnehmen.

Zur Bedeutung der Zahngesundheit im Ayurveda

Die Theorie des Ayurveda sieht die Zähne in einer wechselseitigen Beziehung zum gesamten Organismus – die Zähne spiegeln den Zustand des gesamten Körpers wider. Diese These kommt auch viel später durch das Zitat von Paracelsus „An jedem Zahn hängt immer auch ein ganzer Mensch" zum Ausdruck.

Man geht im Ayurveda und auch sonst in der Alternativmedizin davon aus, dass viele akute oder chronische Erkrankungen durch Störfelder an den Zähnen/ am Kiefer/ im Mundbereich ausgelöst werden. Das bedeutet, dass Erkrankungen der Zähne nicht lokal auf diese beschränkt bleiben müssen, sondern Schaden an anderen Organen sowie im gesamten Organismus ausrichten können – umgekehrt können die Ursachen für diverse Zahnprobleme aber auch in gänzlich anderen Bereichen des Körpers zu finden sein.

So können kranke Zähne „mundfremde" Erkrankungen auslösen – umgekehrt können aber auch Krankheiten an bestimmten Organen zu Schäden an den korrespondierenden Zähnen führen. Man geht hierbei davon aus, dass jedem Zahn ein bestimmtes Organ zugeordnet ist, mit dem es in wechselseitiger Beziehung steht. So gehören Niere und Blase bspw. zu den Schneidezähnen, Leber und Galle werden den Eckzähnen zugeordnet. Die Backenzähne im Oberkiefer sowie die Mahlzähne im Unterkiefer stehen dagegen mit Lunge und Dickdarm in Beziehung - die Backenzähne im Unterkiefer sowie die Mahlzähne im Oberkiefer korrespondieren dagegen mit dem Magen sowie mit Milz/Pankreas. Die Weisheitszähne wiederum beeinflussen Herz und Dünndarm.

Die wechselseitige Beziehung von Zähnen und Organen kann man folgendermaßen erklären: Zum einen gelangen Gifte und andere Schadstoffe von den Zähnen und dem Zahnfleisch über die Lymphe und die Blutbahn in den Körper. Zum anderen verbinden Energieleitbahnen, die sogenannten Meridiane, die Zähne mit bestimmten Organen des Körpers. Weiter wird durch kranke Zähne/kranke Organe die Balance, das natürliche Gleichgewicht im Körper, geschwächt, woraufhin Schäden an den korrespondierenden Stellen im Körper entstehen können.

Als Störfelder im Zahn-/Mundbereich erweisen sich insbesondere entzündete/eitrige Zähne, Parodontitis, wurzelbehandelte Zähne, unbehandelte Zahnfleischtaschen sowie Störungen des Bisses und der Kiefergelenke – diese gefährlichen Störfelder können sich nachteilig auf den gesamten Organismus auswirken.

Erkrankungen der Zähne sind übrigens einige der häufigsten Störfelder im Körper, welche Fern-Erkrankungen an anderen Organen auslösen können – trotzdem werden diese Störfelder viel zu selten diagnostiziert und infolgedessen auch nicht behandelt.

Die negativen Auswirkungen von kranken Zähnen auf den Körper sind indes verheerend: Je länger eine Störung an den Zähnen/ im Mundraum besteht, desto weiter reicht auch ihr schädlicher Einfluss auf den gesamten Körper. Die Folgeerkrankungen im Körper reichen von ständig wiederkehrenden Erkältungen, Entzündungen der Mandeln, des Rachens und der Nasennebenhöhlen/Stirnhöhlen bis zu verschiedenen Magen- und Darmerkrankungen, Kopfschmerzen/Migräne, Rückenschmerzen, Verspannungen, rheumatischen Beschwerden, Herz-Kreislauf-Erkrankungen und vielen weiteren Beschwerden.

Langfristig können malade Zähne nicht nur die ihnen zugeordneten Organe belasten, sondern den gesamten Organismus - insbesondere wenn noch zusätzliche Belastungen mit anderen Schadstoffen, anhaltender Stress oder weitere negative Einflüsse dazukommen.

Dies kann man mit einer schleichenden Vergiftung und einer Schwächung der Selbstheilungskräfte des Körpers erklären – in diesem Fall machen insbesondere diffuse Beschwerden wie chronische Müdigkeit, Erschöpfung, Überreiztheit, innere Unruhe, Schlaflosigkeit, Nervosität und Angstzustände dem Menschen zu schaffen. Häufig führt erst eine lange Odyssee durch Arztpraxen und Kliniken zur richtigen Diagnose – wenn diese überhaupt jemals gestellt wird, da sich die konventionelle Zahnmedizin selten mit den Auswirkungen von kranken Zähnen auf den Körper beschäftigt.

Umso wichtiger ist die gründliche Pflege der Zähne/des Zahnfleischs sowie des gesamten Mundbereichs – diese Pflege liegt zum großen Teil in der Verantwortung des einzelnen Menschen. Mittels Ölkuren und anderen Maßnahmen wie der Zungenreinigung kann man neben dem täglichen Zähneputzen viel Gutes für seine Zähne/den Mundbereich und damit auch für die Gesunderhaltung des ganzen Körpers tun.

Die Bedeutung der Zunge im Ayurveda

Wie wir bereits gelesen haben, ist die Zunge ein überaus wichtiges Organ im Ayurveda – Die Untersuchung der Zunge durch den Arzt ist aus diesem Grund auch regelmäßiger Bestandteil der Diagnose im Ayurveda. So können geübte Ayurveda-Ärzte viele Krankheiten bereits an der Beschaffenheit der Zunge erkennen. Die Inspektion der Zunge (Jihva Pariksha) ist eine der acht klassischen Untersuchungsmethoden im Ayurveda.

Man sagt, dass der gesamte Mensch auf der Zunge abgebildet ist, ebenso wie auf den Fußsohlen, den Handflächen und an den Ohrmuscheln. Man spricht auch davon, dass die Zunge das Spiegelbild sowohl der Seele als auch der körperlichen Verfassung ist.

Die Zunge liegt auf dem Boden der Mundhöhle und wird dem oberen Verdauungstrakt zugerechnet. Die Zunge wird in Zungenwurzel, Zungenkörper und Zungenspitze unterteilt, anatomisch unterscheidet man Zungenrücken, Zungenunterseite und Zungenrand.

Zudem haben alle Organe ihre Entsprechung auf der Zunge. So ist das Herz der Zungenspitze zugeordnet, dahinter sind zunächst die Lunge, dann Milz und Magen lokalisiert.

Am Zungengrund befinden sich die Nieren, davor die Blase. Rechts vom Magen ist die Leber angeordnet, links vom Magen die Gallenblase. Rechts von Blase und Niere befindet sich die Dickdarmzone, links die Dünndarmzone. Im Idealzustand ist die Zunge feucht, von rosiger Farbe, sie ist beweglich, ohne Risse und Beläge und passt zum Körperbau und zum Mund der jeweiligen Person. Die Zungenform (groß, klein, lang, dünn, breit, geschwollen) sowie die Beschaffenheit des Zungenkörpers (Festigkeit, Elastizität usw.) geben Auskunft über die Konstitution des Menschen. Auch Zungenbeläge (Farbe, Zustand) und Zeichen (Flecken, Punkte, Risse, Schwellungen) geben entsprechende Hinweise. Das Zungenbild verrät auch den Zustand der Doshas (siehe hierzu das Kapitel **„Die drei Doshas – Grundprinzipien des Lebens"**) sowie der Körpergewebe. Auch Belastungen mit Stoffwechselrückständen sowie degenerative und entzündliche Prozesse können anhand des Zungenbildes diagnostiziert werden.

Aufgrund der wichtigen Stellung der Zunge im Ayurveda (und auch in der Alternativmedizin allgemein) ist eine gründliche Reinigung derselben unerlässlich.

Da die Zunge ein wichtiges Entgiftungsorgan ist, sammeln sich aufgrund von Entgiftungs- und Ausscheidungsprozessen gerade über Nacht zahlreiche Beläge sowie Schlacken und Gifte an, die es zu entfernen gilt. Durch reinigende Maßnahmen werden Gifte, schädliche Keime, Stoffwechselendprodukte sowie Essensreste entfernt. Gerade nicht vollständig entfernte Essensreste bilden einen idealen Nährboden für Keime aller Art, weshalb eine ausreichende Säuberung der Zunge umso wichtiger ist. Weiter schützt die Entfernung von Belägen auf der Zunge vor Parodontitis und Entzündungen der Mundschleimhaut. Das Immunsystem wird durch das Beseitigen der Beläge gestärkt, die Entgiftungsfunktion des Körpers wird verbessert. Übelriechender Mundgeruch wird durch die gründliche Entfernung von Fäulnisbakterien beseitigt, das Geschmacksempfinden verbessert sich hingegen.

Bei der Zungenreinigung schabt man die Zunge mehrfach vom hinteren Gaumenbereich bis zur Zunge ab. Bevorzugt sollte man einen Zungenschaber aus Silber verwenden, zu vermeiden sind dagegen Zungenreiniger aus Plastik.

Gesundheit beginnt im Mund

Gandusha – Die ayurvedische Mundreinigung

Gemäß der ayurvedische Philosophie – sowie auch anderer naturheilkundlicher Richtungen – besteht ein enger Zusammenhang zwischen den Zähnen sowie den Strukturen der Mundhöhle und allen Organen des gesamten Körpers. Mit anderen Worten: Der Zustand der Zähne und der Mundhöhle beeinflusst die Gesamtgesundheit des Menschen. In der ayurvedischen Medizin sieht man den Menschen stets in seiner Gesamtheit, kein Organ und kein Körperteil existiert für sich. Wenn der Gesamtorganismus gesund ist, sind auch die Zähne/der Mundraum gesund – umgekehrt ist bei Schäden oder Erkrankungen der Zähne/des Mundraums in der Regel auch das korrespondierende Organ im Körper erkrankt. So verfügt jeder Zahn über Akupunkturpunkte, welche jeweils einem bestimmten Organ im Körper zugeordnet sind.

An den Zähnen, der Zunge und der Mundschleimhaut spiegelt sich der Zustand des ganzen Körpers wider. Sind im Mundbereich die einzelnen Doshas in Harmonie, sind die Scrotas (Körperkanäle) nicht blockiert und kann die Energie frei entlang der Meridiane fließen – dann fließt diese Harmonie auch durch den gesamten Körper.

Praktisch bedeutet dies, dass dem Mundraum zur Gesunderhaltung des gesamten Körpers besondere Aufmerksamkeit geschenkt werden sollte. Selbstverständlich sollte die gründliche Pflege der Zähne und des Mundraums täglich durchgeführt werden. Schon früh am Morgen sollte man die Zunge zunächst mit einem Zungenschaber reinigen, um die Zunge von Abfallprodukten, Bakterien, Viren, Schadstoffen und anderen Belägen zu reinigen. Die allmorgendliche Zungenreinigung schützt vor Erkältungen, schenkt frischen Atem und verbessert die Funktion der Geschmacksknospen der Zunge, so dass der Geschmackssinn optimiert wird.

Das Ölziehen (im Kapitel „Wie funktioniert das Ölziehen genau" ausführlich beschrieben) ist ein weiterer, ganz wichtiger Bestandteil der ayurvedischen Mundreinigung. Hierzu verwendet man gereinigtes Pflanzenöl (bevorzugt Sesamöl), das vor der Anwendung auf Körpertemperatur erwärmt wird (mittels eines Wasserbades). Zunächst wird mit warmem Wasser gegurgelt, um auf diese Weise den Mundbereich zu spülen. Anschließend spült man für zwei bis fünf Minuten mit Öl.

In dem verwendeten Öl reichern sich Toxine, Schad- und Schlackenstoffe an, die aus dem Mund gespült werden – unterlässt man dagegen das Ölziehen und das anschließende Ausspucken des Öls, wandern die Toxine über die Schleimhäute wieder zurück in den Körper. Ölziehen reinigt und entgiftet aber nicht nur den gesamten Körper, es wirkt zudem entzündungshemmend und beugt Krankheiten vor. Bereits bestehende Erkrankungen können gelindert oder geheilt werden. Außerdem stärkt Ölziehen den Kieferknochen, auch die Zähne werden wieder fest im Zahnfleisch verwurzelt. Entzündetes Zahnfleisch, Zahnfleischbluten sowie Mundgeruch können verhindert oder gelindert werden.

Nach dem Ölziehen spült man den Mund mit Wasser aus, auch, um einen öligen Nachgeschmack zu verhindern.

Weiter sollte man die Zähne gründlich mit einer (ayurvedischen) Kräuterzahncreme putzen, der Putzvorgang sollte mehrere Minuten dauern und es sollte von rot nach weiß (also vom Zahnfleisch hin zu den Zähnen) geputzt werden.

Zum Morgenritual gehört auch das Trinken von einem Glas warmem Wasser (siehe auch Kapitel „Das ayurvedische Morgenritual").

Hinweis

Bezüglich der im Folgenden gemachten Ausführungen darf der Leser darauf vertrauen, dass die Autorin große Sorgfalt darauf verwendet hat, dass die Angaben in diesem Buch dem neuesten Stand der Wissenschaft entsprechen. Die Erkenntnisse in der Medizin und Pharmazie sind jedoch niemals statisch, sondern unterliegen einem fortlaufenden Entwicklungsprozess. Alle Angaben können von daher immer nur dem aktuellen Wissensstand zum Zeitpunkt des Erscheinens des Buchs entsprechen. Deshalb kann die Autorin für die gemachten Angaben und Empfehlungen keinerlei Verantwortung und Gewähr übernehmen.

Auch betreffend der zu den genannten Arzneimitteln und Nahrungsergänzungsmitteln angegebenen und empfohlenen Dosierungen - seien es nun pflanzliche, biochemische, homöopathische oder andere Arzneimittel oder Nahrungsergänzungsmittel - darf der Leser darauf vertrauen, dass die Autorin große Sorgfalt darauf verwendet hat, dass diese Angaben dem neuesten Stand der Wissenschaft entsprechen. Nichtsdestotrotz kann die Autorin für Angaben zu Dosierungsanweisungen keine Gewähr übernehmen. Jede Dosierung erfolgt auf eigene Gefahr des Benutzers.

Die Autorin hat im Übrigen keine Beziehung zu den Herstellern der genannten Arzneimittel und Nahrungsergänzungsmittel und erzielt keinerlei finanziellen Vorteil aufgrund der Erwähnung bestimmter Arzneimittel oder Nahrungsergänzungsmittel.

Wie funktioniert das Ölziehen genau?

Im Folgenden wird die genaue Abfolge des Rituals des Ölziehens Schritt für Schritt erklärt. Der optimale Zeitpunkt zum Ölziehen ist der frühe Morgen nach dem Aufstehen – denn über Nacht ist die Entgiftungsleistung des Körpers am effektivsten. So sammeln sich über Nacht zahlreiche Krankheitserreger, Schadstoffe und Toxine im Mundraum, die es nun loszuwerden gilt.

Schritt 1: Die Zungenreinigung

Dem Ölziehen sollte stets eine gründliche Zungenreinigung vorangehen. Schon früh am Morgen sollte man die Zunge zunächst mit einem Zungenschaber reinigen, um die Zunge von Abfallprodukten, Bakterien, Viren, Schadstoffen und anderen Belägen zu reinigen – die Zunge wird nach dieser Prozedur wieder sauber und rosafarben. Die allmorgendliche Zungenreinigung schützt vor Erkältungen, schenkt frischen Atem und verbessert die Funktion der Geschmacksknospen der Zunge, so dass der Geschmackssinn optimiert wird. Noch wichtiger ist allerdings die Tatsache, dass schädliche Beläge von den Zungen-Reflexzonen abgelöst werden. Wie wir bereits gelesen haben, ist die Zunge ein ganz wichtiges Organ im Ayurveda – Geübte Ayurveda-Ärzte können viele Krankheiten bereits an der Beschaffenheit der Zunge erkennen. Zudem haben alle Organe ihre Entsprechung auch auf der Zungenoberfläche.

Bei der Zungenreinigung schabt man die Zunge mehrfach vom hinteren Gaumenbereich bis zur Zunge ab. Zu vermeiden sind Zungenreiniger aus Plastik, bevorzugt sollte man einen Zungenschaber aus Silber verwenden.

Schritt 2: Das Ölziehen – Vorbereitung

Das Ölziehen sollte morgens nach dem Aufstehen, direkt nach der Zungenreinigung erfolgen. Vor der Anwendung sollte man nichts essen. Prothesen jeder Art sollten vor dem Ölziehen herausgenommen werden. Vor dem Olziehen sollte der Mund mit Wasser ausgespült werden. Für die Anwendung stehen verschiedene Öle zur Verfügung – bevorzugt sollte biologisches Sesamöl oder biologisches Kokosöl gewählt werden, auch wegen des angenehmen Geschmacks (siehe Kapitel **„Welches Öl sollte verwendet werden?"**). Bei der Wahl des Öls entscheidet aber auch der persönliche Geschmack – nur so wird das Ölziehen zu einem angenehmen Ritual. Eine Abneigung gegen ein bestimmtes Öl, Ekelgefühle oder gar auftretender Würgereiz sind schließlich keine Motive, das Ölziehen zu einer schönen Gewohnheit werden zu lassen. Man nimmt üblicherweise einen Esslöffel des jeweiligen Öls. Am Anfang genügt es bisweilen – insbesondere wenn eine geschmackliche Abneigung gegen das Öl besteht - statt des empfohlenen Esslöffels Öl lediglich einen Teelöffel Öl zu verwenden. Es gilt, sich in aller Ruhe und Gelassenheit an das Ölziehen heranzutasten, jede Form von Hetze widerspricht den Prinzipien des Ayurveda. Nehmen Sie sich besonders für die ersten Anwendungen viel Zeit.

Schritt 3: Durchführung des Ölziehens

Das Öl wird nun für zwei bis drei Minuten im Mund belassen, wobei es im Mundraum gesaugt, gespült, gekaut und geschlürft wird und auch zwischen die Zähne gezogen wird. Das Ziehen bewirkt, dass auch schwer erreichbare Stellen zwischen den Zähnen erreicht werden.

Das Öl sollte hierbei immer von einer Backenseite zur anderen bewegt werden und anschließend wieder durch die Zähne zurückgesaugt werden. Wichtig ist, dass beim Spülen der gesamte Mundraum sowie alle Zähne erreicht werden – so wird das Öl von links nach rechts und von oben nach unten gezogen, um alle Mundpartien zu erreichen. Beim Ölziehen sollten zwischendurch auch kleine Pausen eingelegt werden – so gibt man dem Öl ausreichend Gelegenheit, in die Schleimhäute einzudringen und dort seine Wirkung zu entfalten. Auf keinen Fall darf mit dem Öl gegurgelt werden noch darf dieses geschluckt werden – in diesem Fall würden die im Öl gelösten Toxine, Krankheitserreger und weitere Schadstoffe wieder zurück in den Organismus fließen. Die Gesichtsmuskulatur sollte während des Ölziehens möglichst entspannt bleiben – auch, um Muskelkrämpfe zu verhindern. Überhaupt sollte der gesamte Vorgang entspannt, gelassen und ohne Anstrengung durchgeführt werden.

Bei der Durchführung des Ölziehens sollte man den Kopf leicht nach vorne über das Waschbecken beugen. Der Kopf sollte dagegen nicht in den Nacken gelegt werden, um ein versehentliches Verschlucken des Öls zu vermeiden.

Viele Literaturangaben empfehlen, mindestens zehn bis zwanzig Minuten mit dem Öl zu spülen. In diesem Fall würden aber die im Öl gelösten Schlacken und Schadstoffe über die Schleimhäute wieder zurück in den Körper diffundieren. Wenn Sie länger spülen wollen, sollten Sie jeweils nach ca. drei Minuten neues Öl verwenden. Nach der Anwendung spuckt man das Öl aus, bevorzugt in ein Papiertaschentuch, welches man dann im Hausmüll entsorgt.

Schritt 4: Zähne putzen

Als Abschluss der Ölziehbehandlung werden die Zähne gründlich geputzt, vorzugsweise mit einer ayurvedischen Zahncreme. Der Putzvorgang sollte mehrere Minuten dauern und es sollte von rot nach weiß (also vom Zahnfleisch zu den Zähnen hin) geputzt werden. Vorzugsweise sollte eine elektrische Zahnbürste verwendet werden, zusätzlich sollten die Zahnzwischenräume durch tägliches Benutzen von Zahnseide gereinigt werden. Mindestens zweimal jährlich sollte zudem ein Zahnarzt zur professionellen Zahnreinigung aufgesucht werden.

Zum Morgenritual gehört auch das Trinken eines Glases warmen Wassers. Um die Zähne und das Zahnfleisch in einem möglichst guten Zustand zu erhalten, sollten außerdem die Ernährungsregeln des Ayurveda eingehalten werden.

Im folgenden Kapitel wird das komplette ayurvedische Morgenritual vorgestellt.

Das ayurvedische Morgenritual (Dinacharya)

Das tägliche ayurvedische Morgenritual (Dinacharya) bewirkt, dass alle Sinnesorgane geweckt und sensibilisiert werden. Das Verdauungsfeuer (Agni) wird angeregt, Ausscheidungen werden gefördert. Der Geist wird geklärt und gestärkt, die Lebensenergie (Prana) zirkuliert durch den ganzen Körper. Das ayurvedische Morgenritual liefert die Basis für einen gesunden, energievollen und vitalen Start in den Tag.

Folgende Punkte sind maßgeblich für das ayurvedische Morgenritual:

- Früh aufstehen: Vor Sonnenaufgang aufstehen (je nach Jahreszeit zwischen vier und sieben Uhr), denn die heilsamen Prana-Kräfte sind früh morgens besonders stark ausgeprägt. Wer dagegen zu lange schläft, ist oft den ganzen Tag benommen und müde. Diese Tatsache kommt auch im folgenden Spruch zum Ausdruck: Wie der Morgen, so der Tag. Zudem fördert langes Schlafen die Ablagerung von Schlackenstoffen.

- Direkt nach dem Aufstehen zwei bis drei Gläser warmes (zuvor abgekochtes) Wasser trinken, so wird die Verdauung angekurbelt. Alternativ kann man auch Ingwerwasser trinken, welches den Körper besonders intensiv reinigt. Anschließend alle halbe Stunde ein Glas warmes Wasser trinken.
- Darmentleerung
- Meditations-, Atem- und Yogaprogramm
- Die Zunge wird gereinigt (siehe oben)
- Der Mund wird mit Wasser ausgespült
- Ölziehen (siehe oben)
- Zähne akkurat putzen (siehe oben)
- Die Haut mit einem Rohseidenhandschuh bürsten
- Ölmassage
- Duschen
- Nasenreinigung (Jala Neti) mit einem Neti-Kännchen. Zur Nasenreinigung wird warmes, isotonisches Salzwasser verwendet (siehe unten).

Es ist natürlich nicht jedermanns Sache, morgens in aller Herrgottsfrühe gleichsam mit den Hühnern auszustehen, um das gesamte Morgenritual durchzuführen. Wer kein Frühaufsteher ist, kann Teile des Programms – z. B. Yogaübungen und/oder Ölmassage – auch auf einen späteren Zeitpunkt verlegen.

Was bewirkt Ölziehen?

Das Öl bindet fettlösliche Giftstoffe, Krankheitserreger, Säuren und Schlacken – während des Ölziehens vermischt sich das Öl mit dem Speichel und den Schadstoffen zu einer milchig-trüben Emulsion. Diese Mischung aus Öl, Speichel und Schadstoffen wird nach dem Spülen ausgespuckt und damit aus dem Körper entfernt.

Da fettlösliche Schadstoffe sich in Öl gut lösen und von diesem gleichsam angezogen werden, zieht das Öl die Schadstoffe gleichsam einem Magnet aus der Schleimhaut des Mundes sowie aus der Zunge/ den Zähnen. Der gesamte Mundbereich sowie die Zunge sind also hier die Bereiche, über welche die Schadstoffe nach außen abgeleitet werden.

Durch die vermehrte Speichelproduktion wird ein gesundes, basisches Milieu im Mundraum geschaffen, der Säure-Basen-Haushalt wird wieder ins Gleichgewicht gebracht. Eine vermehrte Speichelproduktion verhindert auch das Austrocknen der Schleimhäute im Mund-, Lippen- und Halsbereich – feuchte Schleimhäute wiederum erschweren das Eindringen von Krankheitserregern wie Bakterien, Viren und Pilzen. So wird bakteriellen, viralen und Pilzerkrankungen vorgebeugt.

Auch fördert die vermehrte Speichelproduktion das Ausscheiden von schädlichen Stoffen aus dem Organismus. Die Durchblutung der Mundhöhle und der Speicheldrüsen wird gesteigert, was zu einer verbesserten Schadstoffausscheidung führt. Der vermehrt produzierte Speichel enthält außerdem Eiweißkörper, die für die Abwehr von Krankheitserregern wichtig sind. Als Beispiele für eiweißhaltige Abwehrstoffe im Speichel wären etwa Lysozym und Immunglobulin A zu nennen. Die vermehrte Produktion von Speichel regt weiterhin die Tätigkeit von Leber, Darm und Magen an und führt zu einer verbesserten Stoffwechsel- und Verdauungsleistung.

Ein weiterer großer Pluspunkt vom Ölziehen ist, dass – nachdem die Schadstoffe aus dem Mundbereich entfernt worden sind – tiefer gelegene Schadstoffe aus dem Körper in die Mundhöhle gelangen können, die dann mit der nächsten Ölanwendung ausgeschleust werden. Es entsteht sozusagen eine Art Sogwirkung, in deren Verlauf immer tiefer liegende Schichten von Schadstoffen in die Mundhöhle gelangen und von dort abtransportiert werden können. So wird der Körper nach und nach entgiftet und entschlackt – der Körper wird also grundlegend gereinigt, wodurch vielen Krankheiten der Boden entzogen wird.

Grund hierfür ist, dass viele Krankheiten durch eine Ansammlung von Gift- und Schlackenstoffen verursacht werden – denn wird der Körper nicht regelmäßig von Schadstoffen und Schlacken befreit, sammeln sich diese in verschiedenen Bereichen des Körpers (z. B. im Fett- und Bindegewebe, in Gelenken und Knochen sowie in Organen) an, wo sie großen Schaden anrichten können.

Vorrangiges Ziel des Ölziehens ist also die Entgiftung zunächst des Mundbereichs, dann aber auch die des ganzen Körpers. Die Ausscheidung von Schadstoffen wird angeregt – diese werden alsdann im Fett gebunden und über den Speichel ausgeschieden. Weiter wird der Speichelfluss angeregt. Generell werden durch die Prozedur des Ölziehens auch die Selbstheilungskräfte des Körpers geweckt und gestärkt.

Ferner sind natürlich die lokalen Effekte nicht zu vernachlässigen, so wird das Zahnfleisch massiert, gereinigt und gekräftigt – die systemischen Wirkungen, d. h. die Effekte auf den gesamten Körper, sind natürlich noch viel beeindruckender und werden an späterer Stelle erörtert.

Anwendungsgebiete des Ölziehens

Lokale Effekte

Zunächst sind die lokalen Effekte auf die Zähne und den Mundbereich zu erwähnen.

So beugt Ölziehen Entzündungen im Mundraum vor, bereits bestehende Entzündungen heilen meist nach kurzer Zeit ab. Lästiger Mundgeruch verschwindet durch die Reduzierung von Mikroorganismen und Zahnbelag meist vollständig. Auch häufigen Entzündungen der Mandeln sowie des Hals- und Rachenbereichs wird durch Ölziehen der Garaus gemacht. Zahnfleischentzündung (Parodontitis) kann meist erfolgreich behandelt werden, ebenso das mit der Zahnfleischentzündung einhergehende Zahnfleischbluten. Positive Effekte auf Zahnfleisch, Zahnfleischtaschen, Zunge, Kiefer und Zähne sind spürbar, die Verbesserung der Gesundheit im Mundbereich wird als sehr angenehm und wohltuend empfunden. Viele Anwender loben das Gefühl der Frische im Mund und freuen sich zudem über glatte, saubere Zähne. Ferner wird Karies vorgebeugt – sogenannte Streptococcus mutans-Bakterien, welche für die Entstehung von Karies verantwortlich sind, werden bereits nach kurzer Zeit des Ölziehens nachhaltig reduziert. Durch die Fähigkeit des Öls, Zahnbelag zu binden, verschwinden weiter Ablagerungen (Plaques), verursacht bspw. durch Kaffee-, Schwarztee-, Tabak- oder Rotweingenuss - infolgedessen werden gelbe Zähne nach und nach heller und weiß.

Lockere Zähne können wieder fest im Zahnfleisch verwurzelt werden. Trockene Schleimhäute im Mund- und Rachenbereich sowie aufgesprungene und rissige Lippen gehören meist der Vergangenheit an. Durch die vermehrte Speichelproduktion, die durch das Ölziehen hervorgerufen wird, wird der pH-Wert im Mund basisch, was sich positiv auf Zähne und Mundbereich auswirkt.

Systemische Wirkungen

Jedoch dient Ölziehen nicht nur der Zahn- und Mundraumpflege, aufgrund der entgiftenden Wirkung auf den ganzen Körper hat Ölziehen einen positiven Einfluss auf den gesamten Organismus. Schlacken, Krankheitserreger (Bakterien, Viren, Pilze) und Gifte werden vermehrt aus dem Körper gezogen und anschließend ausgeschieden, der Körper wird nachhaltig entgiftet und gereinigt. Ein ausgeglichener Säure-Basen-Haushalt kann sich wieder einstellen.

Auf diese Weise wird vielen chronischen Krankheiten der Boden entzogen, so dass diese geheilt oder zumindest gelindert werden. Die Selbstheilungskräfte des Körpers werden angeregt, so dass dieser eigenständig den Weg in Richtung Heilung einschlagen kann.

Gerade Beschwerden wie Müdigkeit, chronische Erschöpfung und Konzentrationsschwierigkeiten verschwinden meist, oder werden gelindert, stattdessen kehren Vitalität, gesteigerte Energie und ein wacher Geist zurück. Auch chronische Kopfschmerzen und Migräne können sich bessern.

Aufgrund der stimulierenden Wirkung auf das Immunsystem werden häufige Erkältungen, hartnäckige Bronchitis und Hals-Nasen-Ohren-Erkrankungen sowie Entzündungen der Stirn- und der Nasennebenhöhlen meist zu Fremdwörtern. Durch das Ölziehen wird das Lymphsystem angeregt, Abfallstoffe können auf diese Weise effizient aus dem Körper geschleust werden. Alle Körperzellen werden regeneriert, das Bindegewebe wird gestärkt und der Stoffwechsel wird auf Trab gebracht.

Indem Toxine und Säuren wie ein Schwamm aufgesaugt werden, können sich auch Hautkrankheiten wie Ekzeme, Akne und Neurodermitis bessern. Auch ein unregelmäßiger Menstruationszyklus und prämenstruelle Beschwerden können gelindert werden.

Durch die Sanierung von entzündlichen Zahnherden werden die korrespondierenden Organe wieder entlastet, so dass insbesondere Magenbeschwerden wie Sodbrennen verschwinden können. Auch weitere Magen- und Darmbeschwerden, Allergien und Schmerzen (z. B. Nackenschmerzen) sowie Schlafstörungen können geheilt oder gelindert werden.

Durch die Gesunderhaltung von Zähnen, die dem Herzen sowie den Nieren zugeordnet sind, kann entzündlichen Erkrankungen der Herzklappen, des Herzmuskels sowie Nierenerkrankungen vorgebeugt werden. Durch die Beseitigung der Parodontose verringert sich das Risiko von Herzinfarkt und Schlaganfall.

Parodontitis erhöht das Risiko für Herz-Kreislauf-Erkrankungen

Der Zusammenhang zwischen Herz-Kreislauf-Erkrankungen und Parodontitis ist mittlerweile auch von der Schulmedizin anerkannt. Gerade die gefährliche Interaktion zwischen Parodontitis und Herz-Kreislauf-Erkrankungen wird jedoch vielfach unterschätzt und ist zudem leider immer noch viel zu wenig bekannt. Jedoch wird nichtsdestotrotz die Parodontitis mittlerweile mit den klassischen Risikofaktoren für Herz-Kreislauf-Erkrankungen wie Bluthochdruck, Übergewicht und erhöhten Blutfettwerten gleichgesetzt. Insofern muss man die Parodontitis als gefährlichen Vorboten schwerwiegender Krankheiten wie Herzinfarkt und Schlaganfall sehen.

Zahlreiche wissenschaftliche Untersuchungen zeigten, dass Menschen, die an einer Parodontitis leiden, auch ein erhöhtes Risiko für Herzinfarkt, Schlaganfall und Diabetes sowie auch für Rheuma haben.

Ursache hierfür ist, dass Herz-Kreislauf-Erkrankungen u. a. durch atherosklerotische Plaques mitverursacht werden – durch die Ansammlung von Bakterien werden infolgedessen Entzündungen in den Blutgefäßen hervorgerufen. Die unheilbringenden Bakterien stammen u. a. von Entzündungsherden im Zahnfleisch – fatal ist hierbei, dass die Bakterien in den Blutkreislauf geschwemmt werden und von dort in die Gefäße transportiert werden, wo sie dann in zerstörerischer Weise tätig werden können. Dramatisch ist hierbei auch die Tatsache, dass schätzungsweise drei Viertel der über 35-jährigen an Parodontitis leiden. Viele Betroffenen wissen allerdings gar nichts von ihrer Erkrankung, weil die Parodontitis zumindest am Anfang keine Beschwerden verursacht und sozusagen schleichend ihren Lauf nimmt. In der Regel ist zunächst das Zahnfleisch entzündet, der Bakterienbefall weitet sich im weiteren Verlauf auf den Zahnhalteapparat aus und kann am Ende sogar den Kieferknochen erfassen. Umso wichtiger ist die gründliche Pflege der Zähne und des Zahnfleischs – auch mittels Ölziehen, welches in den meisten Fällen die Parodontitis erfolgreich bekämpfen kann.

Welches Öl sollte verwendet werden?

Grundsätzlich hat jedes pflanzliche Öl die Fähigkeit, fettlösliche Giftstoffe und Schlacken aufzunehmen und zu binden.

Im Ayurveda wird traditionell Sesamöl zum Ölziehen verwendet, auch bei Studien zum Nachweis der Wirksamkeit des Ölziehens wurde in der Regel Sesamöl verwendet.

Dr. Karach – ein ukrainischer Arzt, der sich in den 1990er Jahren sehr engagiert für das Ölziehen einsetzte – empfiehlt dagegen ausschließlich Sonnenblumenöl zum Ölziehen. Diese Form der Anwendung hat sich deshalb auch lange in Deutschland behauptet, mittlerweile haben sich aber auch viele andere pflanzliche Öle für das Ölziehen durchgesetzt – bspw. Kokosöl, Olivenöl, Leinöl und Weizenkeimöl.

Das pflanzliche Öl kann zudem auch bestimmte Zusätze, z. B. verschiedene ätherische Öle, enthalten, welche z. B. eine zusätzliche desinfizierende und entzündungswidrige Wirkung haben.

Generell sollten zur Mundspülung nur native und kaltgepresste Öle eingesetzt werden, die für das Öl verwendeten Samen sollten vorzugsweise aus biologischem Anbau stammen. Weiter sollte das Öl – um Ranzigkeit zu vermeiden – generell nur in kleinen Mengen gekauft werden, das Öl sollte weiter stets in dunklen Flaschen aufbewahrt werden.

Die vollständige Zusammensetzung des Öls sollte stets auf der Verpackung deklariert sein. Bei der Auswahl des Öls sollte neben der erwünschten Wirkung auch der individuelle Geschmack entscheiden.

Ayurvedische Ärzte wählen das Öl häufig nach der Optik des jeweiligen Zungenbildes aus. Sesamöl – das traditionell im Ayurveda verwendet wird – zeichnet sich durch gute antibiotische und entzündungshemmende Eigenschaften aus. Für diese Wirkungen sind insbesondere die sekundären Pflanzeninhaltsstoffe Sesamol und Sesamin verantwortlich. Zudem beruht die ausgezeichnete Wirkung vom Sesamöl – so wird im Ayurveda argumentiert – auf der besonderen Molekülstruktur und der Zusammensetzung der Fettsäuren des Sesamöls.

Aus diesem Grund könne es von allen pflanzlichen Ölen am besten in die Haut und die Schleimhäute eindringen und dort seine Wirkung entfalten. In Frage kommt im Ayurveda hierbei nur hochwertiges, gereiftes Sesamöl – hierzu wird das Sesamöl langsam und kurz auf 110 °C erhitzt und anschließend wieder auf Zimmertemperatur abgekühlt. Wem das zu umständlich ist, kann gereiftes Sesamöl auch gebrauchsfertig bei diversen Anbietern ayurvedischer Artikel kaufen. Das gereifte Sesamöl ist dünnflüssiger als das naturbelassene Sesamöl – durch die dünnflüssige Konsistenz kann das Sesamöl besser in die Haut und in die Schleimhäute sowie auch in die kleinsten Körperkanäle (Scrotas) eindringen.

Dem Sesamöl können außerdem verschiedene ätherische Öle oder Kräuterauszüge zugesetzt werden. So sind ayurvedischen Gandusha-Mundölen häufig ätherische Öle von Curcuma, Kardamom, Nelken, Pfefferminze, Süßholz und Zimt zugesetzt. Die gebrauchsfertigen Gandusha-Mundöle sind meist recht hochpreisig.

Sesamöl

Sesam (lat. Sesamum indicum) ist eine der ältesten Ölpflanzen der Welt. Ursprünglich stammt Sesam aus Indien und Ostafrika, von wo aus er sich u. a. nach China und Lateinamerika ausbreitete. Heute wird Sesam weltweit in tropischen und subtropischen Gebieten kultiviert.

Das Öl wird aus den Samen der einjährigen, krautigen Pflanze gewonnen. Sesam ist eine der fettreichsten Ölpflanzen überhaupt, der Fettanteil liegt bei 50-60 %. Die Samen werden meist per Hand geerntet. Vorzugsweise sollte das Öl durch Kaltpressung aus naturbelassenen Samen gewonnen werden - bei diesem Verfahren wird helles Sesamöl gewonnen, das weitgehend geruchs- und geschmacksneutral ist.

Dunkles Sesamöl wird dagegen aus gerösteten Samen gewonnen – das Rösten verleiht dem Öl eine dunkle Farbe und einen typischen intensiven Geruch und Geschmack von gerösteten Nüssen.

Sesamöl ist ca. 12 Monate haltbar, nach Anbruch sollte man Sesamöl nicht länger als drei Monate verwenden.

Sesamöl besteht bis zu 50 % aus der mehrfach un-gesättigten Linolsäure, zu 35-45 % aus einfach un-gesättigten Fettsäuren (Ölsäure), daneben kommen gesättigte Fettsäuren wie Palmitinsäure und Stearinsäure vor. Als Antioxidantien fungieren die sekundären Pflanzenstoffe Sesamin und Sesamolin, weiter sind im Sesamöl Sterole und Vitamin E enthalten.

Kokosöl

Gerade in letzter Zeit wird – im Rahmen der zu-nehmenden Popularität von Kokosöl und im Wissen um dessen gesundheitliche Vorteile – vermehrt Kokosöl für Ölziehkuren empfohlen. So wird Kokosöl zunehmend nicht nur als Superfood sowie in alternativen Hautpflegeprodukten ge-schätzt – auch für die Anwendung des Ölziehens wird Kokosöl immer beliebter. Auch Kokosöl soll-te hierbei als natives, biologisches Öl verwendet werden. Kokosöl zeichnet sich durch antibakte-rielle, antiseptische, antivirale und entzündungs-hemmende Eigenschaften aus.

Auch die Konsistenz des Kokosöls ist vorteilhaft, von vielen Menschen wird es als angenehm emp-funden, dass sich das zunächst feste Öl erst im Mund verflüssigt. Auch der angenehme, exotische Geschmack und der Geruch des Kokosöls werden sehr geschätzt.

Das Öl wird aus der Kokosnuss gewonnen, der Frucht der Kokospalme (lat. Cocos nucifera). Die Kokospalme gedeiht in den Tropen, die wichtigsten Produktionsländer sind die Philippinen und Indonesien. Die Kokospalme stellt hohe Wärmeansprüche und ist frostempfindlich.

Das Kokosöl wird aus der Steinfrucht der Kokospalme gewonnen – dazu wird die Frucht geschält, das Fruchtfleisch wird dagegen entfernt, zerkleinert und getrocknet. Das getrocknete Fruchtfleisch – auch Kopra genannt - enthält bis zu 70 % Fett. Hochwertiges, natives Kokosöl wird durch Kaltpressung gewonnen, die Qualität des Öls hängt auch von der Art der Verarbeitung ab. Je schneller die Kokosnüsse nach der Ernte verarbeitet werden, umso besser sind Geschmack und Qualität.

Schonend verarbeitetes Kokosöl ist immer weiß, während man erhitztes Kokosöl an der gelben Farbe erkennen kann. Vorzugsweise sollte auch Kokosöl in Bioqualität verwendet werden.

Natives Kokosöl verträgt beim Braten hohe Temperaturen, ohne dass sich gesundheitsschädliche Stoffe entwickeln – wie dies beim starken Erhitzen von anderen Ölen, z. B. von Olivenöl, der Fall ist.

Kokosöl besteht hauptsächlich aus gesättigten Fettsäuren, z. B. der Palmitin-, der Laurin- und der Myristinsäure. Weitere Fettsäuren sind die einfach ungesättigte Ölsäure, sowie Spuren von Magnesium, Calcium, Vitamin E, B-Vitaminen und Aminosäuren (u. a. Leucin, Valin, Lysin).

Sonnenblumenöl

Auch Sonnenblumenöl ist sehr begehrt beim Ölziehen – zumal Dr. Karach ausschließlich natives
Sonnenblumenöl zum Ölziehen empfiehlt. Sonnenblumenöl wird aus den Kernen der Sonnenblume (lat. Helianthus annuus) gewonnen.

Die Sonnenblume stammt ursprünglich aus Nord-
und Mittelamerika, Hauptanbaugebiete sind heute China, die Vereinigten Staaten, Russland und
Europa.

Ursprünglich kultivierte man Sonnenblumen nur
wegen ihrer Kerne – diese wurden für Backwaren
verwendet sowie als Ersatz für Kaffee und Trink-
schokolade – erst ab dem 19. Jahrhundert wird die
Sonnenblume auch als Ölpflanze genutzt.

Sonnenblumenöl ist reich an essentiellen Fettsäuren, so enthält es etwa 48-74 % Linolsäure und 14-
30 % Ölsäure. Daneben enthält Sonnenblumenöl
Vitamine (B-Vitamine, Vitamin D, Vitamin E),
Calcium, Phosphor, Magnesium und Carotinoide.
Durch Kaltpressung gewonnenes Sonnenblumenöl ist hellgelb – dieses Öl eignet sich zum Ölziehen, da es stark zellschützend und antioxidativ
wirkt. Man sagt auch, dass die Energie der Sonne,
die von der Sonnenblume gespeichert wird, sich
auf den menschlichen Organismus überträgt.

Das lichtempfindliche Sonnenblumenöl sollte
stets kühl und dunkel gelagert werden. Ungeöff-
net ist es etwa ein Jahr haltbar. Nach dem Öffnen
sollte man Sonnenblumenöl im Kühlschrank auf-
bewahren und innerhalb eines halben Jahres auf-
brauchen.

Beim Kauf von Sonnenblumenöl achte man auf qualitativ hochwertiges, natives und kaltgepresstes Öl – denn gerade beim Sonnenblumenöl werden oft qualitativ minderwertige Produkte vertrieben.

Olivenöl

Auch auf Olivenöl als Mundziehöl schwören viele Menschen. Der Olivenbaum (lat. Olea europaea) wird schon seit dem 4. Jahrtausend v. Chr. als Nutzpflanze kultiviert. Der Olivenbaum hat sein natürliches Verbreitungsgebiet im Mittelmeergebiet, aber auch im Nahen Osten und in Südafrika. Hauptanbaugebiet für Olivenbäume ist heutzutage das Mittelmeergebiet.

Olivenöl ist das aus dem Fruchtfleisch und den Kernen von Oliven gepresste Pflanzenöl.

Es enthält hauptsächlich die einfach ungesättigte Fettsäure Ölsäure (55-83 %), daneben Linolsäure und Palmitinsäure.

Weiter enthält Olivenöl Calcium, Magnesium, Phosholipide, Carotinoide, Vitamin E und Vitamin A. Auch den Antioxidantien Oleocanthrol und Oleropein wird eine ganze Reihe von positiven Wirkungen auf die Gesundheit zugeschrieben.

Wer hochwertiges Olivenöl für Mundspülungen verwenden will, achte auf die Bezeichnung Natives Olivenöl Extra (Extra Virgin) – dies ist die höchste Qualitätsstufe des Olivenöls. Natives Olivenöl Extra wird ausschließlich mittels mechanischer Verfahren ohne Wärmeeinwirkung gewonnen.

Vorzugsweise sollten die für das Olivenöl verwendeten Oliven aus biologischem Anbau stammen. Olivenöl wirkt lokal leicht antibiotisch und entzündungshemmend.

Olivenöl kann bis zu zwei Jahre gelagert werden. Bei der Lagerung im Kühlschrank flockt Olivenöl aus, was aber nicht als Zeichen einer Qualitätsminderung gewertet werden darf.

Leinöl

Die Leinpflanze ist eine der ältesten Kulturpflanzen – so waren im vorgeschichtlichen Mitteleuropa Lein und Mohn die wichtigsten Ölpflanzen. Lein ist im Mittelmeergebiet heimisch, die wichtigsten Produktionsländer sind heute China, Indien und Kanada. Leinöl wird aus Leinsamen, den reifen Samen vom Öllein (lat. Linum usitatissimum) gewonnen. Neben der Ölgewinnung wird Lein auch zur Gewinnung von technischen Fasern, als Lebensmittel und zur Herstellung von Farben genutzt. Leinöl ist außerordentlich reich an Linolensäure (56-71%), weitere Inhaltsstoffe sind Ölsäure, Linolsäure, Lecithin und Vitamin E. Die Kaltpressung des Öls erfolgt mittels Schneckenpressen, Leinöl wird aufgrund der ungesättigten Fettsäuren jedoch sehr schnell ranzig – deshalb sollte das goldgelbe Leinöl nach dem Öffnen im Kühlschrank aufbewahrt werden. Auch eine Lagerung im Gefrierschrank ist möglich. Schon nach einigen Tagen nach dem Öffnen des Öls kann der nussige Geschmack in einen bitteren Geschmack umschlagen.

Für das Ölziehen sollte nur natives, kaltgepresstes Öl in Bioqualität verwendet werden.

Weizenkeimöl

Weizenkeimöl wird aus den Keimen des Weizens (lat. Triticum aestivum) gewonnen. Die Urformen des Weizens stammen ursprünglich aus dem Vorderen Orient. Die größten Anbaugebiete für Weizen sind heute China, Indien, USA, Kanada, Frankreich, Deutschland und Russland.

Der Ölgehalt der Weizenkeime liegt zwischen 8 und 12 %. Das Öl besteht zu über 60 % aus mehrfach ungesättigten Fettsäuren, wovon Linolsäure den weitaus größten Anteil ausmacht. Außerdem ist Weizenkeimöl das Pflanzenöl mit dem höchsten Vitamin-E-Gehalt.

Das Öl wird nicht nur als Speiseöl genutzt, sondern es wird wegen seiner exzellenten hautpflegenden Eigenschaften auch in hochwertigen Kosmetikprodukten eingesetzt. Auch für das Ölziehen eignet sich das hochwertige Öl u. a. wegen seiner schleimhaut- und zahnpflegenden Eigenschaften hervorragend.

Gerade bei Läsionen und offenen Wunden im Mundbereich, z. B. nach Operationen, eignet sich Weizenkeimöl zur Wundheilung.

Auch bei Weizenkeimöl sollte man die native, kaltgepresste Form wählen.

Weizenkeimöl sollte gut verschlossen, kühl und dunkel gelagert werden. Nach Anbruch sollte Weizenkeimöl innerhalb von zwei Monaten aufgebraucht werden.

Zusatz von ätherischen Ölen

Um den Eigengeschmack der Pflanzenöle zu überdecken oder um bestimmte Effekte zu erreichen, ist es möglich, den Pflanzenölen bestimmte ätherische Öle zuzugeben.

Ätherische Öle sind in den unterschiedlichsten Qualitäten im Handel erhältlich. Man unterscheidet generell zwischen 100 % naturreinen ätherischen Ölen, natürlichen ätherischen Ölen, naturidentischen Ölen und künstlichen Ölen. Ein hochwertiges ätherisches Öl zu erkennen, ist für den Laien nicht einfach, da die Bezeichnung ätherisches Öl nicht geschützt ist. Selbst rein synthetisch hergestellte Öle dürfen die Bezeichnung ätherisches Öl tragen.

Beim Kauf von ätherischen Ölen sollten Sie auf die Bezeichnung 100 % naturreine ätherische Öle (naturbelassene ätherische Öle) achten, das ätherische Öl sollte vorzugsweise aus kontrolliert biologischem Anbau (kbA) stammen (siehe hierzu meinen Ratgeber „Aromatherapie – Die Kraft ätherischer Öle").

Beim Zusatz ätherischer Öle empfiehlt es sich, dem Basisöl ein oder mehrere Tropfen ätherisches Öl zuzusetzen (Achtung! Ätherische Öle sind konzentriert und dürfen nur in starker Verdünnung verwendet werden). So genügt der Zusatz von drei bis fünf Tropfen ätherisches Öl auf 100 ml Basisöl. Möglich ist etwa der Zusatz von desinfizierenden ätherischen Ölen wie Nelken-, Thymian- und Zimtöl, auch verdauungsfördernde ätherische Öle wie Curcuma, Kardamom und Pfefferminze sind empfehlenswert.

Ich persönlich bevorzuge den Zusatz von Nelkenöl – manche erinnert der Geschmack und Geruch dieses ätherischen Öls allerdings an Zahnarztbesuche, was zu einer Abneigung gegen dieses Öl führt.

Kann Ölziehen Nebenwirkungen haben?

Ölziehen ist an und für sich sehr verträglich und hat keine direkten Nebenwirkungen.

Wie bei allen alternativen Heilmethoden kann es jedoch auch beim Ölziehen zur sogenannten Erstverschlimmerung kommen – insbesondere aus der Homöopathie ist vielen Anwendern das Phänomen der Erstverschlimmerung sicherlich bekannt. Die Erstverschlimmerung ist jedoch durchaus als positiv zu bewerten, denn sie zeigt an, dass die Therapie – hier das Ölziehen – günstig anspricht, dass eine Reaktion erfolgt und die Selbstheilungskräfte des Körpers aktiviert werden. Gerade während der Reinigungsprozesse im Körper – wenn Krankheitsherde aufgelöst werden und vermehrt Gifte und Abbauprodukte aus dem Körper geschleust werden - können die Symptome der Erstverschlimmerung auftreten. Typische Kennzeichen der Erstverschlimmerung – die Beschwerden treten nur vorübergehend zu Beginn einer Ölziehkur auf - können Müdigkeit und Erschöpfung sein, weiter leichtere grippale Beschwerden, Magen-Darm-Beschwerden sowie Anschwellen der Lymphknoten.

Wie lange sollte Ölziehen durchgeführt werden?

Der Erfolg einer Ölziehkur wird entscheidend von der Dauer der Kur beeinflusst. Die Dauer einer Ölziehkur sollte mindestens vier Wochen dauern, idealerweise jedoch drei Monate. Bei chronischen und langwierigen Beschwerdebildern ist ein länggerer Zeitraum der Kur zu wählen – bei schweren Krankheitsbildern wird das Ölziehen allerdings nur additiv (zusätzlich) zu anderen wirksamen Maßnahmen angewendet.

Auch gegen eine tägliche Anwendung des Ölziehens ist natürlich nichts anzuwenden. Ebenso kann man eine Ölziehkur kurmäßig durchführen, dann bspw. eine Woche pausieren, um dann wieder eine vierwöchige Ölziehkur zu machen.

Darf Ölziehen von jedermann durchgeführt werden?

Ölziehen ist prinzipiell für jeden geeignet, der die Vorzüge von Naturheilverfahren zu schätzen weiß und sich die positiven Effekte des Entgiftens zunutze machen will.

Auch für Kinder ab sechs Jahren ist Ölziehen ebenfalls geeignet – hier genügt allerdings ein Teelöffel Öl zum Ölziehen. Wichtig ist, dass auch Kinder das Öl nicht schlucken, sondern dass diesen verständlich gemacht wird, dass das Öl auszuspucken ist.

Manche Menschen empfinden den Geschmack des Öls zumindest am Anfang gewöhnungsbedürftig und unangenehm – es kostet diese sogar Überwindung, das Öl im Mund zu ziehen. Deshalb ist bei solchen Personen darauf zu achten, welches Öl ihnen am besten zusagt – evtl. zugesetzte ätherische Öle überdecken meist den Eigengeschmack des jeweiligen Basisöls.

Ist Ölziehen beim Vorliegen von Amalgamfüllungen möglich?

Die Frage, ob Ölziehen beim Vorliegen von Amalgamfüllungen möglich und empfehlenswert ist, wird unterschiedlich diskutiert. So gibt es Stimmen, die behaupten, dass sich durch das Ölziehen vermehrt Quecksilber aus dem Amalgamplomben löse und das Gift beim Ölziehen nicht vollständig vom Öl aufgenommen und ausgespuckt werde, sondern teilweise in der Mundschleimhaut verbleibe und von dort in den ganzen Körper diffundiere. Da Amalgam aber hauptsächlich durch Kauen sowie durch Säuren und heiße Getränke/Nahrungsmitteln aus dem Plomben gelöst wird, können beim Vorliegen von intakten und durch eine Politur verdichtete Amalgamfüllungen durchaus Ölziehkuren unternommen werden.

Die drei Doshas – Grundprinzipien des Lebens

Die ayurvedische Philosophie basiert auf den drei Doshas Vata, Pitta und Kapha. Die Doshas werden auch als Basis aller Lebensenergie angesehen. Gleichzeitig stellt die Dosha-Theorie die Grundlage für die individuelle Ayurveda-Behandlung dar. Die Doshas (wörtlich übersetzt bedeutet Dosha Fehler, Übel) sind die drei Grundkräfte des Lebens, sie kommen in jedem Lebewesen in unterschiedlicher Ausprägung vor. Das persönliche Verhältnis der Doshas ist schon bei der Geburt festgelegt, durch Fehlernährung, ein schlechtes soziales Umfeld oder belastende psychische Ereignisse kann die individuelle Dosha-Ausprägung aus dem Gleichgewicht geraten. Die Harmonie der Doshas untereinander ist jedoch entscheidend für die physische und psychische Gesundheit eines Menschen. Hierbei kann eines der Doshas von Geburt an stark überwiegen.

Erst wenn das Gleichgewicht der Doshas in Relation zur Konstitution verschoben ist, liegt ein krankhafter Zustand vor. Weiter entspringt nach ayurvedischer Philosophie alles, also auch jeder Mensch und jedes Tier – und damit auch alle Doshas - den fünf Elementen Erde, Wasser, Feuer, Luft und Äther. Nicht nur Lebewesen, sondern sogar das gesamte Universum, besteht aus diesen fünf Elementen.

Die drei Prinzipien des Lebens (die Doshas) kann man folgendermaßen charakterisieren:

- **Vata** (Luft, Äther): Das Bewegungsprinzip
- **Pitta** (Feuer und Wasser): Das Feuer- bzw. Stoffwechselprinzip
- **Kapha** (Erde und Wasser): Das Struktur-prinzip

In einem gesunden Organismus befinden sich die Energien in dem bei der Geburt bestimmten harmonischen Gleichgewicht, ansonsten können Störungen oder gar Krankheiten ausgelöst werden.

Nur selten gibt es Dosha-Konstitutionen mit nur einem charakteristischen Dosha. Die meisten Menschen werden von zwei Doshas bestimmt. Sind alle drei Doshas gleichermaßen ausgeprägt, spricht man von einer Tridosha-Konstitution. Um bei einer gestörten Dosha-Ausprägung die rechte Balance wiederherzustellen, werden bspw. bestimmte Ernährungsvorschriften, pflanzliche Arzneimittel, eine Änderung der Lebensweise sowie bestimmte Reinigungsverfahren (Panchakarma) verordnet. Wie das richtige Verhältnis der Doshas zueinander sein sollte, wird mitunter zusätzlich aus dem astrologischen Horoskop des Patienten (Prakriti-Analyse) abgeleitet.

Die drei Doshas des Ayurveda sind am ehesten dynamischen Prinzipien vergleichbar, die den gesamten Energiehaushalt in einem lebenden Organismus regeln.

Die Tridosha-Theorie stellt die Grundlage des Ayurveda dar, aus der heraus alle normalen und abnormalen Funktionen und Aktivitäten im menschlichen Organismus verstanden werden müssen.

Vata (Luft, Äther): Das Bewegungsprinzip

Vata (Sanskrit: bewegen) ist das Prinzip der Bewegung, der dynamischen Kraft, die alles in Fluss bringt. Vata reguliert die Bewegungsabläufe im Körper, es ist verantwortlich für Bewegung und Aktivität. Weiter ist es essentiell für den Körperbau und alle Gewebestrukturen. Vata ist zuständig für die Weiterleitung von Impulsen, ferner für die Bewegung von Herz, Lunge, Magen und Darm. Vata ist entscheidend für die Zellteilung und Differenzierung der Organe. Vata ist ferner treibende Kraft bei allen körperlichen und mentalen Aktivitäten. Das Prinzip Luft steht ferner für Veränderung. Vata-Typen sind oft sehr groß oder sehr klein. Sie sind meist eher schlank und schmächtig und nehmen nicht zu. Die Haut und die Haare sind oft trocken, das Gesicht ist länglich, die Augen sind oft klein.

Vata-Typen frieren oft, besonders an den Händen und Füßen, deshalb haben diese meist eine Abneigung gegen kaltes und windiges Wetter. Vata-Typen sind künstlerisch veranlagt, begeisterungsfähig, sensibel. Man sagt ihnen eine schnelle Auffassungsgabe nach. Sie lieben Abwechslung, haben viele Ideen, bringen aber Dinge oft nicht zu Ende. Generell können sie gesetzte Ziele oft nicht ein- und durchhalten.

Sie sind vielfach hektisch, nervös und sprunghaft. Sie sind häufig wechselhafte Wesen mit unregelmäßiger Lebensführung, weshalb sie auch oft eine ausgesprochene Reiselust haben. Vata-Typen leiden häufig unter Verdauungsstörungen und Obstipation. Daher wird Vata-Typen regelmäßiges Essen mit warmen und nährenden Mahlzeiten empfohlen.

Pitta (Feuer und Wasser): Das Feuer- bzw. Stoffwechselprinzip

Pitta (Sanskrit: erwärmen) ist das Prinzip der metabolischen und biochemischen Aktivitäten sowie der Stoffwechselprozesse. Pitta bildet Körpergewebe, ist weiter für die Körpertemperatur und die Sehkraft zuständig. Pitta-Typen haben ein starkes Verdauungsfeuer und neigen deshalb oft zu Heißhunger, sie vertragen kalte und warme Speisen. Pitta-Typen sind häufig muskulös und von mittelschwerem Körperbau, sie haben eine hohe Verdauungs- und Stoffwechselaktivität. Pitta-Typen zeichnen sich durch mittlere Auffassungsgabe und ein durchschnittliches Gedächtnis aus.

Sie sind oft gute Redner und geben Erlerntes systematisch weiter. Weitere Eigenschaften sind Mut, Durchsetzungsvermögen, Ehrgeiz, Leidenschaft, Intellekt, Klarheit der Gedanken, Tapferkeit, Hang zum Perfektionismus und Heiterkeit.

Jedoch neigen sie auch häufig zu Ärgerlichkeit, Hast und Ungeduld. Sie lieben kalte Speisen und Getränke. Am liebsten halten sie sich am Meer oder in den Bergen auf. Körperliche Betätigung ist für Pitta-Typen wichtig.

Kapha (Erde und Wasser): Das Strukturprinzip

Kapha (Sankskrit: zusammenhalten) steht für die biologische Stärke des Körpers, weiter für die Regulation der Körperflüssigkeiten und das Zusammenhalten von Körperstrukturen und Gelenken. Kapha steht auch für statische Energie und Trägheit, diese verleiht dem Körper Festigkeit, Stabilität und Stärke. Kapha-Typen neigen zu geringem Hungergefühl, zu langsamer Verdauung sowie niedrigem Grundumsatz, weshalb sie bei unzureichender Bewegung zu Übergewicht tendieren. Weiter ist der Schlaf bei Kapha-Typen oft tief und lang, die Haut glatt und fettig, das Haar eher kräftig. Kapha-Typen zeichnen sich durch Verlässlichkeit, Geduld und Ausdauer aus, weiter durch Seelenstärke, Liebenswürdigkeit und Bedürfnislosigkeit. Sie sind geistig aktiv und haben ein gutes Langzeitgedächtnis. Sie gehen die Dinge oft langsam und bedächtig, aber methodisch und geplant an. Sie sind ruhige und beständige Persönlichkeiten, die zu ihrem Wort stehen. Weiter neigen sie oft zu Melancholie. Sie sind sehr überlegt, bedacht, aber auch lethargisch. Oft sind sie der sprichwörtliche Fels in der Brandung.

Es gibt zahlreiche Tests im Internet, nach denen man die individuelle Konstitution ermitteln kann. Solche Tests können Tendenzen aufzeigen, aber keine professionelle Diagnose ersetzen. Zur professionellen Diagnose durch einen Ayurveda-Arzt gehört neben der Anamnese auch die Pulsdiagnose, das Betrachten des Körperbaus, der Zunge, der Augen usw.

Panchakarma – Entgiftung als Basis des Ayurveda

„Wie ein Schwamm Wasser aufsaugt, so werden Verunreinigungen durch die Verfahren des Panchakarma mühelos aus dem Körper ausgeschieden."

(Charaka Samhita, ayurvedisches Lehrbuch)

Panchakarma ist im Ayurveda die wichtigste Phase zur Wiederherstellung der Lebensenergie, vorausgehend sind vorbereitende, mobilisierende Anwendungen (Purva-Karma). Im Anschluss an die Panchakarma-Kur folgt eine Stabilisierungsphase (Paschat-Karma). Eine gründliche Reinigung und Entgiftung des Körpers ist im Ayurveda Voraussetzung für tiefer greifende Heilungsprozesse. Die Reinigungsprozesse dienen vor allem dazu, die Selbstheilungskräfte des Körpers in Gang zu setzen und fehlgeleitete Energien im Körper zu harmonisieren. Dies gelingt durch eine Vielzahl von Methoden, die in Kombination ein Vielfaches ihrer möglichen Einzelwirkungen erzielen können. Grund hierfür ist, dass ganz unterschiedliche Reinigungs- und Behandlungsverfahren tief und fein verzahnt ineinander greifen und alle Behandlungen genau aufeinander abgestimmt sind.

Dieser hohe Wirkungsgrad begründet die Einzigartigkeit des Panchakarma sowie die Tatsache, dass der Schwerpunkt der Ayurveda-Behandlung auf die Panchakarma-Kur gelegt wird.

Erst durch die tiefgreifende Befreiung von Stoffwechselrückständen wird vielen Krankheiten die Grundlage entzogen und Körper und Seele können wieder gesunden.

Aus den genannten Gründen ist die Panchakarma (von Sanskrit Pancha: fünf und Karma: Handlungen) genannte umfassende Entgiftungskur das Herzstück und der wichtigste Bestandteil der ayurvedischen Therapie.

Deshalb nennt man Panchakarma auch den Königsweg des Ayurveda. Bei der Behandlung werden verschiedene Methoden zur Ausschleusung von Schlacken, Stoffwechselabbauprodukten, unverdauten Nahrungsbestandteilen (mala) und Umweltgiften (ama) angewendet; auch eine seelische und geistige Entschlackung (belastende Erfahrungen, unverarbeitete Konflikte etc.) sollte Bestandteil der Kur sein. Generell kann man sagen, dass eine Entgiftungskur umso länger durchgeführt werden sollte, je schwerer das Krankheitsbild ist und je länger es besteht.

Bei schweren und chronischen Erkrankungen sollte daher eine Reinigungskur von mindestens acht Wochen vorgenommen werden, bei leichteren Krankheitsbildern oder zur Erhaltung der Gesundheit sollte mindestens drei Wochen gekurt werden, idealerweise aber vier Wochen. Während der Behandlung erfolgt eine Umstimmung des Stoffwechsels, das Immunsystem wird aktiviert und stimuliert.

Die Selbstheilungskräfte werden angeregt, der Körper findet idealerweise zu seinem inneren Gleichgewicht zurück.

Nach der Theorie des Ayurveda liegt allen Erkrankungen eine Überlastung des Körpers und/oder der Psyche zugrunde. Diese Überlastung beruht häufig auf einer Übersäuerung des Körpers durch ungeeignete oder zu reichliche Ernährung, auf einer Belastung mit Umweltgiften, Chemikalien oder Strahlen oder aber auch auf psychischer Überlastung aufgrund von Stress oder seelischen Erkrankungen. Oft liegt auch eine Kombination verschiedener Faktoren vor. Diese Faktoren schädigen einzeln oder in Kombination Körper, Seele und Geist, vermindern die physische und psychische Widerstandskraft und machen so auf vielfältige Weise krank. Eine Reinigungskur kann hier gezielt ansetzen, indem Körper und Seele entgiftet sowie Geist und Psyche gereinigt und befreit werden.

Schädigende Einflüsse aller Art (z. B. Nikotin, Alkohol) sollten während dieser Zeit vermieden werden, damit der Körper optimal entgiftet und gereinigt werden kann, zudem sollte alle Art von Stress umgangen werden – so kann der Körper endlich zur Ruhe kommen und sich auf die notwendigen Heilungsprozesse konzentrieren. Der Mensch kommt wieder zu sich und zu seinem inneren Gleichgewicht. Panchakarma zeigt gute Erfolge bei Erkrankungen des Verdauungssystems (Magen-Darm-Erkrankungen), bei Herz-Kreislauf-Erkrankungen, bei Erkrankungen der Haut, der Gelenke, bei Migräne sowie sonstigen Kopfschmerzen und bei gynäkologischen Erkrankungen.

Auch bei seelischen Erkrankungen wie Depressionen und Angstzuständen, weiter bei Schlafstörungen, Burnout und anderen stressbedingten Erkrankungen kann Panchakarma gute Erfolge aufweisen. Die genannten chronischen Krankheiten bessern sich hierbei oder können bestenfalls ganz geheilt werden.

Eine Panchakarma-Kur ist aber auch für Gesunde angezeigt, um die Lebensqualität zu steigern. Alterungsprozesse werden aufgehalten, die psychische und physische Widerstandskraft wird gesteigert. Ferner wird das Immunsystem gestärkt, häufige Erkältungen und grippale Infekte können in Schach gehalten werden.

Auch der Weg hin zu einer gesünderen Lebensweise kann durch Panchakarma geebnet werden, ebenso können verschiedene Laster wie Rauchen oder zu viel Alkoholgenuss reduziert oder ganz aufgegeben werden. Körper, Geist und Seele werden einem umfassenden Regenerationsprozess unterworfen, so dass der Patient nach der Kur idealerweise tief entspannt, voller Lebensfreude und Vitalität sowie mit gesteigerter Leistungsfähigkeit in den Alltag zurückkehren kann. Wichtig ist, dass man der Panchakarma-Kur viel Zeit, Raum und die nötige Aufmerksamkeit schenkt, damit es zu tiefgreifenden, lang anhaltenden positiven Veränderungen kommen kann.

Die Therapie ist im Übrigen immer individuell auf den jeweiligen Patienten abgestimmt, in Abhängigkeit von dessen Konstitution und Krankheitsbild. Denn jeder Mensch besitzt eine ureigene, für ihn vorgesehene Konstitution, das individuelle Gleichgewicht der Doshas. Dieses sorgt für ein dynamisches Gleichgewicht aller Energien und Kräfte. Geraten die Doshas jedoch durch unpassende Lebensweise, Stress oder falsche Ernährung aus dem Gleichgewicht, kann es zur Anreicherung von Schlacken und Giftstoffen, den sogenannten „Ama", kommen. Voraussetzung für eine Heilung des Körpers und der Seele ist deshalb eine tiefgreifende und gründliche Reinigung des Körpers.

Denn nur ein wirksamer Reinigungsprozess kann die Regeneration von Körper, Geist und Seele und die Harmonisierung der Doshas gewährleisten.

Die alten Schriften des Ayurveda empfehlen übrigens eine zweimal jährliche Panchakarmakur zur Erlangung eines langen, glücklichen und gesunden Lebens. Die Reinigungskur erfolgt sowohl im Sinne einer Vorbeugung von Krankheiten und einer allgemeinen Erhaltung der Gesundheit als auch als voraussetzende Maßnahme zur Heilung von körperlichen und psychischen Krankheiten.

Zu den Panchakarma gehören bspw. Fasten, Bäder, Einläufe, außerdem Massagen, Yoga- und Atemübungen, Farb- und Musiktherapie und der Einsatz bestimmter ayurvedischer Arzneimittel. Hauptziel der Panchakarma-Kur ist die Lösung, Mobilisierung und Ausscheidung diverser Krankheitserreger, Schlacken und Toxine. Die umfassende Säuberung des Körpers – und der Seele – geschieht durch verschiedene reinigende Zyklen, die alle Hand in Hand gehen. Da viele Schadstoffe fettlöslich sind, wird bei den meisten Ayurveda-Anwendungen mit viel Öl gearbeitet, um die Schadstoffe darin zu lösen. Wärme erweitert die Gefäße und erleichtert zusätzlich den Abtransport von Schadstoffen. Ausschlaggebend für die Art der Behandlung ist die jeweilige Konstitution des zu Behandelnden.

Nach der Panchakarma folgt eine Stabilisierungsphase. Hierbei werden alle Organsysteme langsam wieder auf Trab gebracht.

Massagen im Ayurveda – Die angenehme Form der Entgiftung

„Meine Hand ist Gott. Grenzenlos glückselig ist meine Hand. Diese Hand bewahrt alle heilenden Geheimnisse, die ganz machen mit ihrer sanften Berührung."

(Zitat aus der Rigveda, dem ältesten Teil der vier Veden)

Massagen gehören im Ayurveda zu den wichtigsten Behandlungen, sie werden zur Vor-, Haupt- und Nachbehandlung eingesetzt. Sie dienen dem Abtransport von Schadstoffen, Toxinen und Schlacken – aber auch zum Ausleiten von seelischen Belastungen und negativen Erinnerungen. Sie wirken weiter harmonisierend und ausgleichend auf den gesamten Körper. Die Durchblutung wird angeregt, das Verdauungsfeuer stimuliert, die Muskulatur entspannt.

Ayurvedische Massagen folgen nicht nur einer Technik von bestimmten Handgriffen, um äußere Verhärtungen und Schmerzen zu lindern. Idealerweise wird der Körper auch von inneren Verhärtungen befreit.

Es erfolgt eine positive Wirkung auf Körper, Geist und Seele. Der Kopf wird wieder frei, Konzentration und Gedächtnisleistung steigen. Das Immunsystem wird gestärkt, die Massage wirkt verjüngend, befreiend, reinigend und ausgleichend auf die Psyche. Die intensiven Effekte betreffen also nicht nur den Körper, sondern den Menschen in seiner Gesamtheit.

Die ayurvedische Massage gleicht einem Fest aller Sinne, welche eine tiefe und wohltuende Wirkung auf den Empfangenden ausübt. Alle Organe und Gewebestrukturen werden verjüngt und regeneriert.

Bei geistiger und körperlicher Arbeit werden Stress und Disharmonien ausgeglichen. Durch eine liebevoll durchgeführte ayurvedische Massage wird die ganze Kraft der Berührung für den Massierenden spürbar, durch die Berührung können Glückshormone wie bspw. Serotonin freigesetzt werden.

Traditionell werden im Ayurveda Männer von Männern und Frauen von Frauen massiert – um etwa sexuelle Erregung, Stress, Peinlichkeiten und Gefühle der Scham auszuschließen - sind dies doch Gefühle, welche die Wirkung der Massage mindern können.

Ölmassagen im Ayurveda – Snehana

Die Verwendung von reichlich Öl spielt eine bedeutende Rolle bei Ayurveda-Behandlungen, das Öl dient als Mittler zwischen Außen (Ayurveda-Masseur) und Innen (dem die Massage Empfangenden). Im Ayurveda werden Ölmassagen generell als Snehana bezeichnet – das bedeutet, dass die Massagen besonders einfühlsam, liebevoll und sanft ausgeübt werden, um dem Empfangenden das Gefühl der tiefen Geborgenheit und des kompletten Loslassens zu ermöglichen.

Es geht hier also nicht nur um die Ölmassage an sich, sondern auch um die Geisteshaltung und die persönliche Hingabe des Ayurveda-Therapeuten. Snehana bedeutet im Sanskrit große Zärtlichkeit oder umfassende Liebe, im Deutschen spricht man häufig von der Massage der liebevollen Hände oder der Massage der reinen Liebe.

Durch die liebevolle Hinwendung zur Person können innere Spannungen und Blockaden gelöst werden, negative Elemente können aus dem Körper geschleust werden. Durch die Auflösung von Blockaden und Spannungen kann eine umfassende Heilung bei psychischen und körperlichen Krankheiten eingeleitet werden. Durch die zärtliche Zuwendung des Ayurvedamasseurs kann der Empfangende tiefes Vertrauen entwickeln. Von diesem Vertrauen und der Geborgenheit getragen, können durch die Massage nicht nur obere Gewebestrukturen erreicht werden, sondern die Massage kann in die tiefen Ebenen des Energiekörpers und der Seele durchdringen. Codierungen im Körper können aufgerufen und geweckt werden und auf diese Weise Fehlprogrammierungen aufgebrochen werden. Negative Erinnerungen können aus dem Körper geschleust werden.

Durch die heilsame Liebe, die viel mehr als eine Massagetechnik ist, kann dem Leben eine neue Richtung gegeben werden. Auch das Öl wirkt auf vielfältige Weise positiv auf den Körper. So umhüllt es den Körper, harmonisiert und wärmt diesen.

Weiter löst das Öl tief sitzende Schlacken, Schadstoffe und Toxine aus den Organen und Gewebestrukturen des Körpers, nach deren Freisetzung
und Mobilisierung werden die schädlichen Stoffe
durch das Fett gebunden und über die Haut oder
den Magen-Darmtrakt aus dem Körper eliminiert.
Auf diese Weise können die Schadstoffe nach der
Magen-Darm-Passage über den Stuhl ausgeschieden werden. Um dem Körper auch gleichzeitig die
Möglichkeit zu geben, einen Teil der Schadstoffe
über die Haut auszuleiten, werden während einer Ayurveda-Kur häufig zusätzlich Dampfbäder
verordnet – durch die Hitze wird die Ausscheidung von Schadstoffen über die Haut nochmals
gesteigert.

Das Öl reinigt den Körper jedoch nicht nur, sondern es nährt alle Zellen und Organe des Körpers
und stärkt sämtliche Körperstrukturen. Sehr häufig wird bei ayurvedischen Massagen Sesamöl
verwendet, das als wärmendes und zugleich fei-
nes Öl eine herausragende Stellung einnimmt.
Vor der Behandlung wird das Öl vorsichtig auf
Körpertemperatur erwärmt, das angewärmte und
feine Öl kann bis in die kleinsten Körperkanäle
(Scrotas) eindringen.

Dort kann es die Körperkanäle von schädlichen Schlacken befreien – denn sind die Körperkanäle durch Schlacken blockiert, kann die Energie im Körper nicht mehr frei fließen. Wird durch die Massage der ursprüngliche Zustand der Körperkanäle wieder hergestellt, kann die Energie frei entlang der Kanäle fließen, das natürliche Fließgleichgewicht wird wieder hergestellt. Die Erwärmung des Öls bewirkt auch eine Aktivierung von Stoffwechselprozessen und eine Steigerung der Durchblutung. Idealerweise erfolgt die Ayurveda-Massage als Synchronmassage durch zwei Ayurveda-Therapeuten. Auf diese Weise werden beide Gehirnhälften aufeinander abgestimmt und koordiniert, der Zustand einer tiefen körperlichen und geistigen Entspannung wird erreicht.

Bei den Massagen, die üblicherweise unter Einsatz von viel Öl ausgeübt werden, werden insbesondere fettlösliche Schadstoffe aus den Geweben und Organen gelöst und von dort mobilisiert. Ein Teil der Schadstoffe und Schlacken kann bereits durch die Massagen über die Haut eliminiert und ausgeschieden werden. Wärmeanwendungen (z. B. Pinda Sveda) erhöhen den Abtransport von Schlackenstoffen über die Haut.

Auch auf Massagen folgende Schwitzkuren (Dampfbäder, Heißwasserbäder) erweitern die Poren der Haut und erleichtern dadurch den Abtransport von Schlacken- und Schadstoffen über die Haut. Weitere auf die Massage folgende Therapien können den Abtransport auch über andere Ausscheidungsorgane ermöglichen.

Abtransport der Schadstoffe im Anschluss an die Massage

Die durch die Massage gelösten Schadstoffe können nicht nur über die Haut ausgeleitet werden, sondern auch über die Lunge, den Darm, die Nase und den Mund.

Die Ausscheidung von Schadstoffen über die Lunge erfolgt z. B. über die Schnellatmung (Kapalbhati). Kapalbhati ist eine spezielle Form der Reinigungsatmung, die den ganzen Körper reinigt und entschlackt. Stoffwechselvorgänge werden verbessert und das innere Feuer wird angeregt.

Basti dagegen sind den Darm reinigende ayurvedische Einlaufbehandlungen, bei denen medizinisch wirksame Flüssigkeiten, wie z. B. Sesamöl oder Kräuterauszüge, in das Rektum eingeführt werden. Die Einläufe verbleiben für einige Zeit im Enddarm und werden dann zusammen mit den gelösten Schlacken und Giftstoffen ausgeschieden. Nach den vorbereitenden Therapien (v. a. nach ayurvedischen Massagen) sind die Schlacken und Giftstoffe im Körper gelöst und mobilisiert und können nun mittels Einläufen über die Verdauungsorgane ausgeschieden werden.

Über den Mund werden Toxine und Schlacken mittels Mundspülungen (Gandusha) ausgeschieden. Hierbei wird der Mundbereich zunächst mit warmem Wasser gespült. Anschließend spült man für zwei bis fünf Minuten mit warmem Öl.

Durch die reinigende, desinfizierende und abschwellende Wirkung der Nasenbehandlung (Nasya) werden Schadstoffe aus dem Nasen-, Hals- und Rachenbereich abtransportiert, die entsprechenden Bereiche werden zusätzlich beruhigt und genährt.

Auch das therapeutische Erbrechen (Vamana) gehört zu den Reinigungsmethoden des Ayurveda. Das therapeutische Erbrechen wird häufig bei chronischer Bronchitis, Erkältungen, Asthma, bei Hauterkrankungen und Wassereinlagerungen angewandt. Auf diese Weise sollen Stoffwechselschlacken, Schleim und klebrige Substanzen, die zu oben genannten Erkrankungen führen, aus tiefen Geweben an die Oberfläche geholt und anschließend über den Magen ausgeschieden werden. Das therapeutische Erbrechen wird z. B. durch die Gabe von Salzwasser ausgelöst.

Ein therapeutisches Erbrechen – welches früher teilweise bei Vergiftungen eingesetzt wurde – kann allerdings heutzutage nicht mehr empfohlen werden, da es beim Einatmen zur Aspiration des Erbrochenen (Eindringen des Erbrochenen in die Atemwege bis in die Glottisebene) führen kann. Die schlimmste Komplikation der Aspiration von Fremdkörpern ist die Gefahr des Erstickens. Auch Reizungen der Speiseröhre, der Zähne und des Rachens sind beim therapeutischen Erbrechen möglich.

Eine weitere Reinigungsbehandlung im Ayurveda ist der Aderlass (Raktamokshana). Der Aderlass dient nach ayurvedischer Vorstellungen dazu, das Blut zu reinigen. Außerdem soll er viele andere Erkrankungen lindern bzw. heilen. Toxine werden nach ayurvedischer Vorstellung oft vom Magen-Darm-Trakt in die Blutbahn aufgenommen, auch in solchen Fällen sei ein Aderlass notwendig. Auch bei vielen Pitta-Erkrankungen, bei denen zu viel Hitze im Körper vorhanden sei, würde die überschüssige Hitze durch einen Aderlass „gelöscht".

In der Tat spielt der Aderlass jedoch heutzutage nur noch bei wenigen Erkrankungen eine Rolle. Bspw. werden bei einer krankhaft vermehrten Bildung von Erythrozyten (roten Blutkörperchen), die zu einer Erhöhung der Blutviskosität und zu lebensbedrohlich hohen Hämatokritwerten (teilweise über 60 %) führen kann, häufig Aderlässe in wöchentlichen Abständen durchgeführt. Auch weitere seltene Krankheitsbilder, z. B. eine Hämochromatose (eine Erkrankung des Eisenstoffwechsels, die zu einem abnorm hohen Eisengehalt führt) können eine regelmäßige Durchführung eines Aderlasses veranlassen.

Nasya – Ayurvedische Anwendungen an der Nase

Unter Nasya versteht man verschiedene ayurvedische Anwendungen an der Nase, die als lokale Behandlungen dazu dienen, den Kopf von überschüssigen Doshas zu befreien und/oder den Kopf und angrenzende Bereiche zu nähren.

Die Nasya gilt als die beste Behandlungsform für alle Krankheitsbilder oberhalb des Nackenbereichs – da die Nasenschleimhaut sehr reich an Nervenzellen ist, die auch eine direkte Verbindung zum Kopf besitzen, gilt diese Anwendung als äußerst effektiv bei allen Krankheitsbildern im Kopfbereich. Ferner gilt nach der ayurvedischen Philosophie die Nase als die Pforte zum Kopf, was den besonderen Stellenwert dieser Therapie unterstreicht. Durch die Nase werden ferner auch die Sinusiten (die Nasennebenhöhlen) und die Lunge erreicht, wodurch auch Beschwerden in diesem Bereich positiv beeinflusst werden können.

Durch die reinigende, desinfizierende und abschwellende Wirkung werden Schadstoffe aus dem Nasen-, Hals- und Rachenbereich abtransportiert, die entsprechenden Bereiche werden beruhigt und genährt.

Die Anwendung kann im Liegen oder Sitzen erfolgen, zuvor sollte der Klient die Zähne und den Mund reinigen. Die Behandlung beginnt mit einer ausgiebigen und wohltuenden Massage im Gesichts-, Kopf-, Schulter- und Nackenbereich.

Um die Augen nicht zu reizen, werden diese während der Behandlung geschützt. Anschließend erfolgt eine lokale Inhalation von Dampf, in dem ätherische Öle gelöst sind. Durch den Dampf wird die Region von Gesicht, Hals, Schultern und Nacken geschmeidig und für die folgende Behandlung empfänglicher gemacht. Ferner wird durch den Dampf die Sekretion der Nasenschleimhäute angeregt. Im Anschluss an die Inhalation werden warme Kompressen auf das Gesicht gelegt, um die Sekretion der Schleimhäute weiter zu unterstützen und um den Kopfbereich zu klären. Dann beginnt die eigentliche Nasenbehandlung, je nach Krankheitsbild und Beschwerden werden spezielle Kräutersubstanzen oder medizinierte Öle in die Nase gegeben. Wichtig ist hierbei, dass das Öl weit in die Nasenlöcher eingebracht wird, damit es auch in den Rachenraum vordringt. Der Patient zieht das Öl zusätzlich tief in die Nase hoch.

Damit sich das Öl besser verteilen kann und um eine größere Wirkung zu erzielen, werden nun die verschiedenen Marmapunkte massiert bzw. gehalten. Das Öl sollte im Anschluss an die Behandlung nicht runtergeschluckt, sondern ausgespült werden.

Später wird das überschüssige Öl mit warmem Wasser aus der Nase gespült. Die Nase wird nach der Anwendung ferner nicht sofort geputzt, sondern der Patient sollte einige Minuten ruhen. Die Sekrete fließen meist automatisch aus der Nase, wobei ein Gefühl der Leichtigkeit im Kopf entsteht.

Die Nachbehandlung besteht aus einer Heißluftanwendung und einer Massage von Stirn, Hals und Gesicht.

Nach der Anwendung sollte der Kopf warm gehalten werden - Wind, Zugluft und Sonneneinstrahlung sollten vermieden werden. Der Klient fühlt sich in der Regel erfrischt und befreit, auch die verbesserte Funktion der Sinnesorgane wird als angenehm empfunden. Auch ein Gefühl der Leichtigkeit, der Klarheit und der Freude wird empfunden.

Nicht durchgeführt werden sollten Nasya-Behandlungen bei Kindern unter einem Jahr sowie bei Patienten über 75 Jahren. Weitere Kontraindikationen (Gegenanzeigen) sind Schwangerschaft, die Zeit nach der Geburt, Erkältungen, Kopfverletzungen, Schwindel und Atembeschwerden. Nasya können sowohl vorbeugend als auch therapeutisch angewendet werden. Die Wirkung der Nasya-Behandlung ist je nach in die Nase applizierter Arzneiform reinigend, stärkend oder nährend.

Bei der reinigenden Behandlung wird die Nase von überschüssigen Sekreten gereinigt, ferner werden zu dominante Doshas reduziert. Auch stärkende Behandlungen sind angezeigt, um die Doshas ins Gleichgewicht zu bringen. Bei den reinigenden Behandlungen kann bspw. ein Öl mit scharfen Gewürzen in die Nase eingebracht werden. Bei den nährenden Nasya wird ein aufbauendes Öl verabreicht.

Weitere Applikationsmöglichkeiten sind neben der Ölapplikation das Einbringen von frischen Heilpflanzenauszügen in die Nase, ferner das Einblasen von Rauch und das Inhalieren von Kräuterauszügen. Nasya sind empfehlenswert bei trockener Nasenschleimhaut, bei Beschwerden der Stirn- und Nasennebenhöhlen, bei Heuschnupfen, Augenbeschwerden, Kopfschmerzen, Migräne und neuralgischen Gesichtsschmerzen. Konzentrations- und Gedächtnisstörungen bessern sich, auch Tinnitus und Ohrenschmerzen können Linderung erfahren.

Weitere Anwendungsgebiete sind Heiserkeit, Mundtrockenheit, Polypen und Mandelentzündungen. Auch Beschwerden im Hals-, Schulter- und Nackenbereich sowie Steifigkeit im Nacken und Kopfbereich können verbessert werden. Weiterhin werden die Muskeln und Gelenke des Kopfes gestärkt.

Nasya stärken die Lebensenergie (Prana), was dem Körper Leichtigkeit und Zufriedenheit gibt. Allgemein wirken Nasya-Behandlungen verjüngend, die Haut wird gestrafft, das Hautbild wird verbessert, Haarausfall sowie dem Ergrauen der Haare wird vorgebeugt. Müdigkeit wird aus den Gliedern vertrieben und das Aufstehen am Morgen fällt leichter. Auch psychische und psychosomatische Beschwerden können positiv beeinflusst werden.

Weitere Ausleitungs- und Entgiftungsverfahren in der Naturheilkunde

Im Dunstkreis der chronischen „Vergiftung" des Körpers stehen viele Verdächtige, die nachfolgend aufgelistet sind:

- Fäulnis- und Gärungsprozesse im Körper
- Übersäuerung
- Stress
- Krankheitserreger wie Bakterien, Viren
- Schadstoffe in Textilien, Nahrungsmitteln, Möbeln, Kosmetik
- Gifte
- Medikamente
- Chemotherapie
- Strahlenbelastung
- Alkohol, Nikotin
- Fehlernährung
- Elektrosmog (Handy)
- Verunreinigte Luft (Ozon)
- Narben
- Schädliche Stoffwechselendprodukte
- Umweltgifte
- Verkrampfte, verspannte Körperhaltung
- Angst, Depressionen
- Schlechter Schlaf

Durch die anhaltende Vergiftung des Körpers kommt es zum einen zur Überlastung der ausscheidenden Organe (Leber, Niere, Darm, Lunge, Haut usw.). Aufgrund der nachhaltigen und kontinuierlichen Überforderung der eigentlichen Ausscheidungsorgane sucht sich der Körper andere, nicht natürliche Ausscheidungswege. So stellen Ekzeme, Durchfall und Akne bspw. Erkrankungen zur Entgiftung des Körpers dar, wenn die natürlichen Ausscheidungsorgane überlastet sind. Die Überlastung des Körpers mit Stoffwechselendprodukten und Giftstoffen führt weiterhin zur Ablagerung von Stoffwechselschlacken. Infolgedessen verdicken sich die Zellwände, was zu einer nachhaltigen Störung der Versorgung der Zellen mit Nährstoffen sowie zur Veränderung des Zell- und Gewebemilieus führt. Weiterhin kommt es zu Durchblutungsstörungen, ferner verlieren die Blutkörperchen ihre Elastizität und werden starr. Allgemein ist der Körper stark übersäuert.

Ziel der Ausleitung ist daher eine spezifische Entgiftung und Entlastung einzelner Organe sowie des gesamten Körpers.

Durch Ankurbeln des Stoffwechsels werden Stoffwechselendprodukte und Schlacken aus den Körperdepots mobilisiert und abtransportiert. Weiterhin sollen die Selbstheilungskräfte des Körpers angeregt werden und das Immunsystem aktiviert werden.

Grundsätzlich sollte bei jeder Ausleitungstherapie genügend getrunken werden (ca. 2,5 l am Tag, vorzugsweise stilles, warmes Wasser und Kräutertees), außerdem sollte eine gesunde Ernährung und eine moderate sportliche Betätigung angestrebt werden. Ferner sollte, wenn möglich, auf Alkohol, Nikotin sowie die Einnahme von Medikamenten verzichtet werden. Auch auf den Genuss von Kaffee und Tee sollte verzichtet werden. Neben mechanischen Verfahren wie Schröpfen usw. kommen zum Ausleiten vor allem pflanzliche Mittel und Homöopathika zum Einsatz. Hersteller von homöopathischen Arzneimitteln sind bspw. Phönix, Heel und Wala. Bei der Entgiftung des Organismus werden die natürlichen Ausleitungsorgane des Körpers stimuliert, die Entgiftung und Ausleitung von Schadstoffen und Schlacken zu verstärken. Die natürlichen Ausleitungsorgane des Körpers sind die Haut, die Schleimhäute, bestimmte Organe (Niere, Leber, Darm, Lunge) sowie das Lymphsystem.

Außerdem wird bei einer Ausleitung das Immunsystem angeregt und allgemein entgiftende Maßnahmen vorgenommen.

Entgiftung über die Haut

Bei der Entgiftung über die Haut ist es wichtig, die Durchblutung der Haut zu fördern, um die Ausscheidung von Schlacken- und Giftstoffen zu unterstützen. Zu den ausleitenden Verfahren, die Gifte über die Haut nach außen führen, gehören das Saunieren, Wechselbäder, Wechselduschen, Bürstenmassagen und das Schröpfen. Durch die Erwärmung bzw. die Massage der Haut wird die Durchblutung der Haut angeregt, wodurch Schlacken- und Giftstoffe leichter über die Haut entsorgt werden können. Zusätzlich wird das Immunsystem über die Reizwirkung auf die Haut angeregt.

Weitere Heilverfahren, welche sich die Ausleitung über die Haut zunutze machen, sind bspw. Basenbäder, der Aderlass, die Behandlung mit Blutegeln und das Braunscheidtieren. Während die bereits genannten Verfahren sowie Basenbäder – bei denen eine Übersäuerung des Körpers ausgeglichen wird – weitgehend ungefährlich sind, sind besonders der Aderlass und auch das Braunscheidtieren nicht ohne Risiken anzuwenden und sollten nur in bestimmten Fällen angewendet werden.

Beim Braunscheidtieren handelt es sich um ein weniger bekanntes Verfahren der komplementären Medizin – es ist ein Hautableitungsverfahren, bei dem über eine großflächige Reizung der Haut ein künstlicher Heilausschlag entsteht. Hierbei wird durch Stichelung (Perforation) der Haut und anschließende Behandlung mit reizenden Ölen eine lokale Entzündung herbeigeführt. Durch den künstlichen Heilausschlag werden Nervenbahnen stimuliert, außerdem kommt es zu einer Erwärmung des entsprechenden Gewebes, welche mit einer erhöhten Stoffwechselaktivität einhergeht. Zusätzlich kommt es zu einer Stimulierung des Immunsystems und zu einer allgemeinen Tonisierung des Organismus. Beim Braunscheidtieren muss sorgfältig und sauber gearbeitet werden, auf keinen Fall dürfen Verunreinigungen und Verschmutzungen in die Haut gelangen, welche an der verletzten Haut schwere Dermatiden und auch allgemeine Infektionskrankheiten hervorrufen können. Auch allergische Reaktionen sind beim Braunscheidtieren möglich.

Entgiftung über die Lymphe

Zu jeder Ausleitungstherapie gehört stets die Anregung des Lymphsystems. Das Lymphsystem durchzieht mit seinen Lymphgefäßen unseren gesamten Körper.

Die Entgiftung über das Lymphsystem ist von immenser Bedeutung, da über diesen Weg von körpereigenen Abwehrzellen isolierte und unschädlich gemachte Fremdstoffe (Eiweißkörper, Zelltrümmer, Gifte, Schadstoffe, Bakterien und Viren) entsorgt und zur Ausscheidung gebracht werden. Durch das Lymphsystem wird auch die Lymphflüssigkeit gereinigt, bspw. werden Bakterien aus den Lymphknoten entfernt.

Durch Anregung des Lymphflusses werden vermehrt Stoffwechselendprodukte, Toxine und Krankheitserreger zur Ausscheidung gebracht.

Basismittel für die Ausleitung über das Lymphsystem sind Lymphtropfen bzw. –tabletten (Vorsicht: Nicht einnehmen bei Schilddrüsenüberfunktion). Lymphtropfen bzw. –tabletten werden von zahlreichen Herstellern homöopathischer Mittel vertrieben, zu erwähnen wären etwa Lmyphomyosot, Lymphdiaral und Iso Lymphmittel 1./2. Die Wirkung wird durch Anwendung einer Lymphsalbe (zweimal täglich anwenden) verstärkt, evtl. durch zusätzliche Kompression.

Schüßler-Salz Nr. 22 Calcium carbonicum (Calciumcarbonat) ist Regulator für das Lymphsystem – durch dieses Salz wird der Lymphfluss angeregt.

Auch Lymphdrainagen durch einen ausgebildeten Therapeuten sind zu empfehlen. Weiterhin wird durch Bewegung die Lymphtätigkeit angeregt, insbesondere Schwimmen hat sich hier als sehr wirksam erwiesen – jedoch leisten auch Wandern, Radfahren usw. gute Dienste zur Aktivierung der Lymphtätigkeit.

Entgiftung durch die Leber

Die Leber ist unser zentrales Organ für die Entgiftung und Ausscheidung von Schad- und Giftstoffen. Die Leber wächst zwar bekanntlich mit ihren Aufgaben, aber irgendwann ist auch bei diesem geduldigen Organ die Grenze erreicht – so gilt es also, die Leber rechtzeitig in ihrer Funktion zu unterstützen und die Aktivität dieses wichtigen Organs zu erhöhen. Zur Aktivierung und Entlastung der Leber gehören etwa die regelmäßige Anwendung eines wohltuenden Leberwickels sowie die Einnahme von Artischockenkapseln/der Verzehr von Artischocken.

Aber es gibt noch weit mehr pflanzliche und homöopathische Mittel, die sich wohltuend auf die Leber auswirken. Das beste Lebermittel überhaupt zur Unterstützung und Entgiftung der Leber ist die Mariendistel (lat. Silybum marianum), auch Heilandsdistel oder Donnerdistel genannt. Die vor allem im Mittelmeerraum verbreitete Pflanze wirkt leberschützend, leberstärkend und entgiftend.

Zusätzlich wird die Produktion von Galle angeregt sowie die Zirkulation der Gallenflüssigkeit. Wirksamer Bestandteil der Mariendistel ist der Wirkstoffkomplex Silymarin (es handelt sich dabei um Flavolignane) – Silymarin verhindert, dass Gifte in die Leberzellen eindringen. Außerdem fängt Silymarin freie Radikale ab und verhindert dadurch die Zerstörung der Zellwände. Ferner wird durch die Mariendistel die Regeneration der Leber gefördert. Da Silymarin schwer wasserlöslich ist, geht der Wirkstoff kaum in Teeaufgüsse über. Aus diesem Grund werden Mariendistelextrakte zu Dragees, Kapseln oder Tabletten verarbeitet. Weiter ist Lycopodium (Bärlapp, lat. Lycopodium clavatum) in der Homöopathie das Lebermittel schlechthin. Bärlapp ist eine moosartige Pflanze, die hauptsächlich in Mittel- und Nordeuropa beheimatet ist. Lycopodium wird als Konstitutionsmittel bei Leberschwäche eingesetzt, z. B. in Form von Globuli (3 x tgl. 5 Globuli D 6 oder D 12). Auch Chelidonium (Schöllkraut, lat. Chelidonium majus, Familie Papaveraceae) wird in der Homöopathie zur Entgiftung von Leber und Galle eingesetzt. Die ursprünglich in Europa und Asien verbreitete Pflanze enthält als wirksame Komponente das Alkaloid Chelidonin.

Während Schöllkraut früher auch in nicht homöopathischer Form als Phytotherapeutikum (pflanzliches Arzneimittel) eingesetzt wurde, wird es heute aufgrund seiner toxischen Wirkung nur mehr in der Homöopathie eingesetzt (in Phytotherapeutika sind nur noch sehr geringe Konzentrationen von Schöllkraut im Rahmen von Kombinationsmitteln erlaubt). Quassia amara (Bitterholz, gehört zur Familie der Bittereschengewächse) hilft in homöopathischer Form, die Verdauung der Leber anzuregen. Bitterholz ist in den Tropen verbreitet. Generell liebt die Leber alle Pflanzen, die bitter sind. Dazu gehören auch Löwenzahn, Chicorée und die Wegwarte – alle diese Pflanzen enthalten reichlich Bitterstoffe. Während Löwenzahn zu den salzreichen Bittermitteln gezählt wird, gibt es auch die aromatischen Bittermittel, die sogenannten Amara aromatica. Zu dieser Gruppe gehören die Angelikawurzel, Schafgarbenkraut, Kardobenediktenkraut, Pomeranzenschalen und Bitterorange. Die aromatischen Bittermittel unterstützen die Leber durch Bitterstoffe und ätherisches Öl, sie wirken sich positiv auf Verdauung und die Stoffwechselaktivität der Leber aus.

Zu den sogenannten Amara pura (reine Bittermittel) gehören bspw. Enzianwurzel und das Tausendgüldenkraut.

Diese Pflanzen enthalten als Wirkstoffe nur Bitterstoffe – auch diese reinen Bittermittel haben einen sehr günstigen Einfluss auf die Leber. Ferner gibt es hilfreiche homöopathische Kombinationsmittel für die Leber, z. B. Hepeel oder Hepar comp.

Entgiftung über die Niere

Die Niere dient als Filterstation unseres Körpers dazu, das Blut zu reinigen. Millionen kleiner Nierenkörper und – kanäle filtern die harngängigen Stoffe sowie auch die Schad- und Giftstoffe aus dem Harn heraus.

Eine Überlastung der Niere zeigt sich bspw. an Ödemen an den Unterschenkeln und Knöcheln, weiter an Lidödemen sowie an Oligurie (verminderte Ausscheidung von Urin) und Anurie (Ausbleiben der Ausscheidung von Urin). Ziel der Ausleitungstherapie über die Nieren ist von daher die Aktivierung und Verstärkung der Ausscheidung von Stoffwechselschlacken und toxischen Stoffen durch die Niere durch eine Verbesserung der Durchblutung und eine erhöhte Filtrationsleistung.

Wichtig bei der Entgiftung der Nieren ist die Aufnahme von reichlich Flüssigkeit. Vorzugsweise sollte warmes Wasser getrunken werden, das zuvor zehn Minuten lang zum Kochen gebracht wurde. Von diesem warmem Wasser trinke man je 250 ml. Die wichtigste Pflanze zur Ausleitung über die Niere ist die gewöhnliche Goldrute (lat. Solidago virgaurea, Familie Asteraceae, Korbblütler).

Die in Nordamerika beheimatete Pflanze enthält als wirksame Bestandteile hauptsächlich Flavonoide und Saponine. Goldrutenkraut bewirkt eine gründliche Durchspülung der Nieren und eine verstärkte Ausscheidung von Schad- und Giftstoffen.

Die Goldrute wird entweder als Phytotherapeutikum (pflanzliches Mittel) eingesetzt (z. B. Solidagoren) oder in homöopathischer Aufbereitung in Kombination mit anderen homöopathischen Stoffen (z. B. Solidago comp. Heel, Phönix Solidago, Nierentropfen Cosmochema usw.). Unterstützend zur homöopathischen Behandlung sollte stets Brennnessel-, Birkenblätter-, Hauhechel- und Zinnkrauttee getrunken werden. Diese Pflanzen verfügen über entwässernde und reinigende Wirkstoffe, welche die Ausscheidungsfunktion der Nieren unterstützen.

In homöopathischer Aufbereitung dienen auch Wacholder und Berberitze der Unterstützung einer gesunden Nierenfunktion (z. B. Juniperus/ Berberis similiaplex). Zusätzlich kann der Nierenbereich mit Kupfersalbe rot von Wala eingerieben werden. Die rote Kupfersalbe harmonisiert die Nierenfunktion und fördert die Blutzirkulation durch die Niere. Außerdem durchwärmt die Kupfersalbe die Nierengegend – unsere Nieren lieben es warm und gemütlich, deshalb ist das Auftragen der Kupfersalbe eine Wohltat für unsere Nieren.

Damit die Nieren gut arbeiten können, muss der Körper generell gut durchwärmt sein. Warme Füße (dicke Socken, warme Fußbäder, wärmende Salben) sind daher Pflicht, das Sitzen auf kalten Unterlagen oder das Tragen von nasser (Bade-) Kleidung sollte dagegen vermieden werden.

Entgiftung über die Lunge

Um die Ausscheidung von Gift- und Schadstoffen über die Lunge zu erhöhen, ist es wichtig, das Lungenvolumen, d. h. die Leistungsfähigkeit der Lunge, zu erhöhen. Während es ein Erwachsener auf ein durchschnittliches Lungenvolumen von zwei bis vier Litern bringt, weisen Leistungssportler ein Lungenvolumen von bis zu zehn Litern auf.

Die richtige Atmung bewirkt eine verbesserte Lungenleistung und damit auch eine vermehrte Ausscheidung von Schadstoffen. Auch die reinigende Wirkung von Inhalationen in Salinen spielt eine wichtige Rolle. Natürlich dient auch Sport, insbesondere kontinuierlicher Ausdauersport, dazu, das Lungenvolumen und die Leistungsfähigkeit der Lunge zu verbessern. Ideal sind auch Spaziergänge an der frischen Luft, um Sauerstoff zu tanken und lästige Schadstoffe loszuwerden.

Auch ein Aufenthalt am Meer kann wahre Wunder vollbringen. Insbesondere das Reizklima der Nordsee ist dazu geeignet, die Atemwege abzuhärten, die Durchblutung der Lunge anzuregen und den Körper von Giftstoffen und anderen Schadstoffen zu befreien. Hinzu kommt, dass die reine Meeresluft weitgehend schadstoff- und allergenfrei ist. Das durch die Atemluft in Form von Aerosolen aufgenommene Meeressalz ist eine Wohltat für die Lungen, zusätzlich wird Bakterien und Viren der Garaus gemacht. Für die häusliche Anwendung eignen sich Inhaliergeräte, mittels derer man Sole inhalieren kann.

Entgiftung über den Darm

Auch die Ausscheidung von Schadstoffen und Stoffwechselendprodukten über den Darm ist von immenser Bedeutung. Wenn die Darmflora gestört ist und pathologische Darmbakterien die Oberhand gewonnen haben, ist eine Darmsanierung unbedingt empfehlenswert. Denn bei einer gestörten Darmflora kann die Nahrung nicht mehr vollständig abgebaut werden, unvollständig abgebaute und daher schädliche Stoffwechselprodukte können sich auf den Darm und den gesamten Organismus schädlich auswirken.

Wie eine gesunde Darmflora wieder hergestellt werden kann, ist im nachfolgenden Kapitel zu lesen.

Universelle Entgiftung des Körpers

Neben Arzneimitteln und Methoden, die auf einzelne Organe wirken, gibt es auch sogenannte Universalheilmittel, welche eine Entgiftung des gesamten Körpers bewirken. Zu diesen Mitteln gehören bspw. Birkenkohle und Algen.

In der Homöopathie hat sich besonders Sulfur als „Universalentgiftungsmittel" bewährt. Schon Paracelsus stellte fest, dass Sulfur (Schwefel) alle Krankheitskeime durch das Feuer, das in ihm steckt, verzehrt. Sulfur regt die Stoffwechseltätigkeit sehr stark an, es sollte vorzugsweise in der Potenz D 12 eingenommen werden.

Weitere Mittel zur universellen Entgiftung sind Arsenicum album (weißes Arsen) in der Potenz D 12 und Antimon (D 12). Beliebt zur Ausleitung sind auch die Kombinationsmittel Derivatio (Firma Pflüger) und Entoxin (Firma Spenglersan).

Zu jeder Ausleitungstherapie gehört auch die Optimierung des Säure-Basen-Haushalts. Aufgrund ungesunder Lebensführung und Ernährung ist ein Großteil der Menschen übersäuert, mittels Indikatorpapier oder –streifen (in jeder Apotheke erhältlich) kann ohne weiteres der pH-Wert des Urins festgestellt werden. Wichtig ist – um reproduzierbare Werte zu erhalten – eine mehrmals tägliche Messung des pH-Werts des Urins über einen Zeitraum von mindestens einer Woche.

Um einen ausgeglichen Säure-Basen-Haushalt zu gewährleisten, ist es unerlässlich, insbesondere den Verzehr von Fleisch- und Wurstwaren einzuschränken. Basenreich sind dagegen fast alle Gemüse- und Obstsorten.

Eine ausführliche Abhandlung der Säure-Basen-Thematik finden Sie bei Interesse in meinem Ratgeber „Gesund und ausgeglichen durch die Säure-Basen-Balance". Auch eine Fastenkur wirkt natürlich entgiftend und ausleitend, diese durchzuführen, ist jedoch im normalen Alltag oft nicht möglich.

Weiterhin ist es nötig, während einer Ausleitungstherapie das Immunsystem auf Vordermann zu bringen. Dies kann durch verschiedene Maßnahmen geschehen – Saunabesuche, Bürstenmassagen und moderate Bewegung wurden als Schritte zur Stärkung des Immunsystems bereits erwähnt. Natürlich helfen auch viele Vitamine (z. B. hochdosiertes Vitamin C), Spurenelemente (z. B. Zink) und Pflanzen bzw. pflanzliche Präparate (z. B. Sanddorn, Sonnenhut, Eleutherococcus) und Enzyme dem Immunsystem auf die Sprünge. Näheres ist meinem Ratgeber „Nie mehr krank – So stärken Sie Ihr Immunsystem" zu entnehmen.

Wiederherstellung einer gesunden Darmflora

Der Darm kann sowohl eine Quelle der Gesundheit und der Vitalität sein, gleichermaßen aber auch für alle Arten von Krankheiten verantwortlich sein. Dass Magen-Darm-Erkrankungen wie Morbus Crohn oder Durchfall und Verstopfung auf eine gestörte Darmflora zurückgeführt werden können, dürfte ohne weiteres klar sein. Aber auch Zeichen einer chronischen Vergiftung des Körpers wie bspw. langanhaltende Müdigkeit und Erschöpfung können durch eine Dysbalance in der Darmflora ausgelöst werden.

Denn im Darm liegt das größte Abwehrorgan des Körpers, das sogenannte darmassoziierte Immunsystem - so sind sage und schreibe 80 % der Immunzellen im Darm lokalisiert. Für die Gesunderhaltung des Immunsystems im Darm ist die Darmflora verantwortlich - als solche wird die Gesamtheit aller Mikroorganismen, die im Darm leben, bezeichnet.

Die Darmflora umfasst Milliarden kleinster Lebewesen, die sich aus etwa 500 verschiedenen Arten zusammensetzen. Diese fleißigen Helfer des Immunsystems sind nicht nur für immunologische Vorgänge im Darm, sondern im gesamten Körper, zuständig. So verhindern die Mikroorganismen, dass sich Krankheitserreger wie Viren, Bakterien und Pilze in der Darmschleimhaut einnisten und Infektionen auslösen können. Krankheitserreger werden zudem gezielt bekämpft. Im Darm werden Abwehrstoffe gegen Krankheitserreger gebildet, welche über die Blutbahn und das Lymphsystem im ganzen Körper verteilt werden und überall dort zuschlagen, wo Keime eindringen.

Die Darmflora wird u. a. durch die Zufuhr von Ballaststoffen (Gemüse und Vollkornprodukte) und Probiotika (Joghurt mit Lactobazillen oder Bifidobakterien, weiter Kefir, Buttermilch, Sauerkraut) gesund erhalten.

Falsche Ernährung, Stress, eine ungesunde Lebensführung, bestimmte Medikamente (Antibiotika, Hormone, Cortison) sowie Krankheitserreger schädigen dagegen die Darmflora, es kommt zu einem Ungleichgewicht der Mikroorganismen, bei dem schädliche Darmbakterien die Oberhand gewinnen.

Erste Anzeichen einer Dysbalance der Darmbakterien sind Blähungen, Krämpfe im Darm, Durchfall sowie stark riechender Stuhl. Bei langfristiger Schädigung der Darmflora breiten sich giftige Stoffwechselprodukte aus, die den Darm belasten. Zudem können Fremd- und Schadstoffe nicht mehr ausreichend abgewehrt werden. Die Immunzellen im Darm können nicht mehr optimal arbeiten, die Abwehrkräfte werden geschwächt, was gleichzeitig mit dem vermehrten Auftreten von Krankheiten einhergeht. Weiter können Toxine nicht mehr aus dem Körper ausgeschieden werden, was zu einer schleichenden Vergiftung des Körpers führt.

Folgen sind u. a. mangelnde Vitalität, chronische Erschöpfung, bleierne Müdigkeit und Kraftlosigkeit, weiter auch ständige Erkältungen.

Um die Darmflora zu sanieren, ist außer dem Vermeiden von Stress und anderer schädigender Einflüsse die Gabe von Probiotika (Bifidobakterien, Lactobacillobakterien) zu empfehlen. Auch der Verzehr von reichlich Gemüse führt dazu, dass sich gesunde Darmbakterien wieder vermehren können.

Brottrunk – Vertreibt Fäulnisbakterien

Brottrunk - entwickelt vom Bäckermeister Kanne und in Deutschland markenrechtlich geschützt - ist ein milchsaures Gärgetränk, das aus Vollkornbrot gewonnen wird. Das Brot wird hierzu mit Quellwasser versetzt und einem Monate dauernden Gärprozess unterworfen. Brottrunk enthält viele gesunde Milchsäurebakterien, Milchsäure, Vitamine, Mineralstoffe, Enzyme und Spurenelemente. Der pH-Wert vom Brottrunk liegt zwar im sauren Bereich, jedoch wird er basisch verstoffwechselt. Die im Brottrunk enthaltenen Milchsäurebakterien schaffen ein gesundes Darmmilieu, weshalb sich das Getränk hervorragend zur Darmsanierung eignet. Durch die gesunden Milchsäurebakterien wird eine gesunde Darmflora gefördert, wodurch die Darmbewegung und die Verdauung gefördert werden – was einer gesunden Stoffwechselfunktion zugutekommt. Zudem wird die die Entwicklung von Fäulnisbakterien und Pilzen gehemmt.

Reichlich trinken entgiftet den Körper

Am besten Wasser – Denn ohne Wasser kein Leben

Ohne Wasser gibt es bekanntermaßen kein menschliches Leben. Der Mensch kann Wochen ohne Nahrung auskommen und lange Zeit hungern, auf der anderen Seite kann er aber nur wenige Tage ohne Flüssigkeit auskommen. Denn Wasser ist Bestandteil aller Gewebe in unserem Körper. Es dient als Transportmittel für wasserlösliche Stoffe und als Lösungsmittel für fast alle Stoffe in den Zellen. In einem ausgetüftelten System regelt Wasser auch die Temperatur des Körpers, indem es der Körperfläche durch Verdunstung Wärme entzieht. Der Mensch besteht zu ca. 60 % aus Wasser. Männer haben einen etwas höheren Wasseranteil als Frauen, jüngere Menschen einen höheren als ältere.

Genügend Wasser zuführen

Als Faustregel gilt, dass ein Erwachsener täglich etwa 2,5 Liter Flüssigkeit zu sich nehmen sollte - eine Menge, die tatsächlich oft drastisch unterschritten wird. Denn Durst tritt als Warnsignal unseres Körpers erst dann auf, wenn schon ein eklatanter Flüssigkeitsmangel vorliegt. Wer zu wenig trinkt, läuft Gefahr, an Kreislaufproblemen, Schwindel, Müdigkeit und Erschöpfungszuständen zu leiden.

Weiter laufen bei ungenügender Flüssigkeitszufuhr sämtliche Stoffwechselprozesse nicht mehr optimal ab, was wiederum mit zunehmender Verschlackung einhergehen kann.

Um also wirklich auf die benötigte Flüssigkeitsmenge zu kommen, sollten Sie sich die Getränke für einen Tag (vorzugsweise stilles Wasser und ungesüßten Tee) am besten schon morgens abmessen und diese über den Tag verteilt trinken. Nur so gehen Sie sicher, dass Sie wirklich die geforderte Flüssigkeitsmenge zu sich nehmen.

Wichtig ist eine gleichmäßige Verteilung der Flüssigkeitsaufnahme über den ganzen Tag. Denn beim Versuch, die gesamte Flüssigkeit auf einmal aufzunehmen, wird zu viel Flüssigkeit mit dem Urin ausgeschieden.

Optimal ist es, bereits morgens nach dem Aufstehen ein Glas Wasser zu trinken, am besten lauwarm, so werden zusätzlich die Verdauung sowie Stoffwechsel und Entgiftung angeregt. Idealerweise geben Sie dem Wasser frisch gepressten Zitronensaft zu und/oder frischen Ingwer oder etwas Brennnesselkraut – das bringt den Körper zusätzlich in Schwung und fördert die Entgiftung. Weiter empfiehlt es sich, eine halbe Stunde vor jeder Mahlzeit ein Glas Wasser zu trinken und auch immer wieder zwischendurch im Verlauf des Tages. Das bringt den Stoffwechsel auf Trab, die Nierentätigkeit wird angeregt, Abbauprodukte werden ausgeschieden und die Energieverbrennung wird angekurbelt.

Mineralwasser mit oder ohne Sprudel?

Da Kohlensäure im Sprudelwasser eine anorganische Säure ist, die auch im Stoffwechsel säuernd wirkt, ist stilles Wasser zu bevorzugen. Ein weiterer Vorteil von stillem Wasser ist, dass man große Mengen trinken kann, ohne lästiges Aufstoßen oder Blähungen zu provozieren.

Getränke - Sorgen Sie für Abwechslung

Der ausschließliche Genuss von Mineralwasser mag Ihnen auf Dauer etwas eintönig vorkommen. Wechseln Sie daher in der Wahl Ihrer Getränke ruhig ab. Kaufen Sie unterschiedliche Mineralwässer, wodurch Sie für verschiedene Geschmackserlebnisse sorgen. Auch ungesüßte Kräutertees sind gesunde Getränke, auch bei diesen können Sie regelmäßig abwechseln. Die meisten Kräutertees wirken zudem basisch und zeigen auch eine entschlackende und entgiftende Wirkung – was wiederum unserem Wohlbefinden und unserer Vitalität zugutekommt.

Grüner Tee - Gesunder Genuss aus Fernost

Grüner Tee erfreut sich zu Recht auch hierzulande zunehmender Beliebtheit. Im Unterschied zum Schwarztee werden die Blätter beim grünen Tee nicht oder kaum fermentiert, also keinem Gärungsprozess unterzogen. Dadurch bleiben Vitamine und Mineralstoffe weitgehend erhalten, weshalb grüner Tee im Organismus eine besonders optimale Wirkung auf den Stoffwechsel entfaltet. Grüner Tee enthält zwar, wie Kaffee, auch Coffein, dieses ist jedoch im Gegensatz zum Coffein im Kaffee zum Teil an Gerbstoffe gebunden, wodurch das Nervensystem langsam stimuliert wird, und der Kreislauf nicht unnötig aufgeputscht wird. Weiterhin regt grüner Tee die Stoffwechseltätigkeit an, so kommt es zu einer vermehrten Ausscheidung von Toxinen. Überdies enthält grüner Tee große Mengen an Bitterstoffen, welche bei regelmäßiger Einnahme das Geschmacksempfinden verändern können, so dass süße Speisen zunehmend weniger angenehm und gleichzeitig bittere Speisen zunehmend besser schmecken. Obendrein sind Bitterstoffe eine Wohltat für die Leber und fördern deren entgiftende Tätigkeit. Durch die entgiftende und stoffwechselaktivierende Wirkung wird der Körper mit neuer Energie versorgt.

Matcha – Gesundheitswunder aus Japan

Matcha bezeichnet eine besondere Sorte japanischen Grüntees und bedeutet auf Japanisch „gemahlener Tee". Matcha wird aus den voll beschatteten Teeblättern einer bestimmten Grünteeart (in Japan meist Tencha) hergestellt. Durch die Beschattung entsteht ein extrem farbintensives dunkelgrünes Blatt – eine beschattete Pflanze produziert mehr Chlorophyll (Blattgrün), um eine effektive Ausbeute der geringen Lichteinstrahlung zu ermöglichen. Durch die Überschattung werden auch große Mengen an wertvollen Inhaltsstoffen wie bspw. Theanin gebildet. Die Teeblätter werden nach der Ernte in einem aufwendigen Prozess zu einem hauchfeinen und intensiv grünem Pulver vermahlen. Ein bis zwei Gramm davon werden mit ca. 80 °C heißem Wasser aufgegossen und mit einem speziellen Bambusbesen aufgeschäumt.

Inhaltsstoffe des Matcha

Im Wesentlichen verfügt Matcha über die gleichen Inhaltsstoffe wie die Teesorte, aus der das Pulver gewonnen wird, nämlich Polyphenole, Aminosäuren (besonders L-Theanin), Purinalkaloide (z. B. Coffein) und Fluorid.

Besonderheiten des Matcha im Vergleich zum grünen Tee

Durch die pulverisierte Darreichungsform ergeben sich charakteristische Unterschiede im Vergleich zum herkömmlichen grünen Tee. So entsteht durch die Pulverisierung des Tees eine sehr große Oberfläche, was eine besonders gute Bioverfügbarkeit (Aufnahme im Körper) nach sich zieht. Zudem werden durch die Pulverisierung alle Wirkstoffe des grünen Tees auf optimale Weise aufgeschlossen und freigesetzt und sind deshalb auch bestmöglich für den Körper verfügbar.

Außerdem wird beim Matcha im Gegensatz zum Teeaufguss das gesamte Teeblatt im Wasser aufgelöst, was zur Folge hat, dass alle wertvollen Inhaltsstoffe des Tees aufgenommen werden können. Herkömmlicher Tee dagegen wird nach dem Aufbrühen gesiebt, so gelangen nur etwa 10 bis 20 % der Wirkstoffe ins Wasser.

Matcha weist im Vergleich zu anderen Teesorten einen sehr hohen Coffeingehalt auf: mit 1-1,5 Teelöffeln Matcha nimmt man in etwa die gleiche Coffeinmenge wie mit einem Espresso zu sich.

Ist Matcha also ein richtiges Aufputschmittel? Mitnichten. Im Unterschied zu Kaffee und Kaffeezubereitungen ist Coffein im Matcha wesentlich verträglicher und auch von länger anhaltender Wirkung. Matcha verleiht also auf schonende Weise Energie und Vitalität. Nähere Informationen zum Matcha-Tee sind bei Interesse meinem Buch „Matcha – Gesundheitswunder aus Japan oder teurer Trendtee?" zu entnehmen.

Säfte - Unkomplizierter vitaminreicher und basischer Genuss

Eine tolle Wirkung für Ihre Gesundheit können Sie ohne großen Aufwand erzielen, indem Sie regelmäßig Obst- und Gemüsesäfte trinken. Am besten nehmen Sie Säfte in Form von frisch gepressten Säften oder Direktsäften zu sich, denn diese enthalten den größten Anteil an Vitaminen, Mineral- und Ballaststoffen. Als Konzentrate sind Säfte oft thermisch behandelt oder gefiltert, wodurch ein nicht unerheblicher Teil der wertvollen Inhaltsstoffe verloren geht. Und lassen Sie sich niemals von der Mogelpackung „Nektar" täuschen, denn dieser enthält oft viel Zucker (bis zu 20 %) und wenig Frucht.

Also nehmen Sie sich beim Kauf lieber Zeit und studieren Sie genau die Etiketten. Außerdem empfiehlt es sich, Säfte zu verdünnen, denn durch Verdünnen der Säfte reduzieren Sie die kalorische Belastung und genießen einen energiearmen, aber dennoch energiespendenden Drink.

Smoothies – Ein wichtiger Beitrag für die Gesundheit

Exzellente Energiespender und Muntermacher sind Smoothies – da diese aus Rohkost bestehen, verfügen sie über einen hohen Gehalt an wertvollen Inhaltsstoffen. Für die Zubereitung der Smoothies werden Obst und Gemüse fein püriert – durch das feine Zerkleinern der Bestandteile können alle im Obst und Gemüse enthaltenen Vitamine, Mineralstoffe und sekundäre Pflanzeninhaltsstoffe optimal vom Körper aufgenommen werden. Durch die Verwendung der ganzen Frucht bzw. des kompletten Gemüses können – im Gegensatz zum Entsaften – alle Inhaltsstoffe, so z. B. auch Ballaststoffe, genutzt werden. Smoothies stellt man aus Obst und Gemüse her - Obst sollte wegen des besseren Geschmacks immer mit von der Partie sein. Wer gerne einen süßen und milden Geschmack mag, sollte auf jeden Fall reife Bananen, Datteln oder Feigen zugeben. Lecker schmecken auch Smoothies mit Äpfeln, Bananen, Erdbeeren, Himbeeren und Birnen - zur Geschmacksverfeinerung eignen sich frisch gepresster Orangen- oder Zitronensaft, echte Bourbonvanille, Minze, Zimt oder Ingwer.

Anfangs kann man sich auch einen Smoothie ausschließlich aus Obst bestehend bereiten, sehr gesund und köstlich ist bspw. ein Smoothie mit einem Beerenmix aus Brombeeren, Heidelbeeren und Johannisbeeren, dazu kann man Äpfel und Orangen geben. Sehr gesund und exotisch ist z. B. eine Smoothie-Variante aus Mango, Banane, Acerolafrüchten, Gojibeeren und Äpfeln. Zur besseren Aufnahme der fettlöslichen Vitamine gibt man außerdem eine kleine Menge Pflanzenöl hinzu, ferner stilles Wasser, um einen nicht zu dickflüssigen Smoothie zu erhalten. Alle Bestandteile werden in einem Mixer bis zur gewünschten Konsistenz püriert.

Bei den Gemüsesorten ist Spinat der klare Favorit, aber auch alle anderen Gemüsesorten wie Gurken, grüner Paprika, Brokkoli oder Grünkohl können natürlich verwendet werden. Ein beliebter grüner Smoothie besteht beispielsweise aus Spinat, Grünkohl und Matcha-Tee. Smoothies sollten nach dem Zubereiten sofort getrunken werden.

Regelmäßige Bewegung zur Entgiftung und Reinigung des Körpers

Durch regelmäßige Bewegung werden Durchblutung und Stoffwechsel angeregt, infolgedessen werden alle Organe in ihrer Funktion unterstützt. Gleichzeitig werden alle Organe einem Verjüngungsprozess unterzogen, in jeder einzelnen Körperzelle ist diese Regeneration spürbar. Die gesteigerte Stoffwechselleistung des Organismus führt zu einer verbesserten Entgiftung und Entschlackung, außerdem können durch die erhöhte Durchblutung Giftstoffe vermehrt bspw. durch den Darm ausgeschieden lassen. Schließlich hilft kontinuierliche Bewegung, Stress abzubauen, das vegetative Nervensystem wird beruhigt, infolgedessen können sich Körper und Seele besser von den Anforderungen des Alltags erholen.

Bewegungsmangel

Die moderne Lebensweise ist von allgemeinem Bewegungsmangel geprägt: Am Arbeitsplatz sitzt man, zur Arbeit fährt man mit dem Auto, zum Büro gelangt man mit dem Aufzug.

Während früher viele Strecken zu Fuß zurückgelegt werden mussten und viele handwerkliche Tätigkeiten selbst verrichtet werden mussten, ist dies in der modernen Zeit nicht mehr erforderlich. Doch diese vermeintlichen Erleichterungen haben auch ihre Kehrseite, nämlich einen immer weiter zunehmenden Bewegungsmangel.

Den beruflich bedingten Bewegungsmangel könnte man durch fleißige Bewegung am Feierabend kompensieren, was man aber meist nicht tut. Nach Dienstschluss stehen dann nicht etwa Spaziergänge in der Natur an erster Stelle, sondern man sitzt gerne vor dem Fernsehapparat oder am Computer.

Um es provokant auszudrücken: Man ist bequem und träge geworden, nur eine Minderheit der Bevölkerung kann sich überhaupt noch zu einem regelmäßigem Sportprogramm aufraffen. Bewegungsmangel aber macht dick und krank. Denn wir sind viel mehr in die Gesetzmäßigkeiten der Natur eingebunden, als wir gemeinhin glauben. Unser Körper ist dafür vorgesehen, ständig in Bewegung zu sein. Wollen wir dann endlich fit werden und kommen in die Pötte, so übertreiben wir es oft gleich maßlos: Wir überlasten uns im Fitness-Studio beim Hantel-Stemmen oder bei einseitigen Sportarten wie Tennis, und in guter Absicht erreichen wir oft nur das Gegenteil. Gesundheitliche Beschwerden wie Gelenk-Erkrankungen stellen sich ein und als Folge davon verlieren wir wieder die Freude an der Bewegung.

Was tun, lautet nun die Frage, wie kann man diesem verderblichen Teufelskreis entkommen? Es gilt, nur ein paar ganz einfache Regeln zu beherzigen, um eine sinnvolle Bewegung zu praktizieren, die sich auf alle Bereiche unseres Lebens positiv auswirkt.

Bewegung bringt die Entgiftung des Körpers auf Trab

Durch Bewegung werden Kreislauf und Durchblutung angeregt, es wird mehr Blut in die Gefäße gepumpt – auf diese Weise wird die Aktivität aller Organe gesteigert. Zudem werden durch die bessere Durchblutung alle Zellen des Körpers einem Verjüngungs- und Regenerationsprozess unterzogen.

Auch die Lymphtätigkeit wird aktiviert, auf diese Weise können mit Hilfe der in den Lymphknoten arbeitenden Immunzellen alle Krankheitserreger besonders effektiv bekämpft werden.

Auch die Stoffwechselaktivität der Leber wird durch Bewegung angeregt, so kann die Leber ihrer Entgiftungsfunktion besser nachkommen. Gelöste Schlacken und Giftstoffe können durch die gesteigerte Durchblutung zudem besser aus dem Körper geschleust werden.

Außerdem hilft regelmäßige Bewegung, Stress abzubauen. Denn Dauerstress in Beruf und Alltag schwächt wichtige Entgiftungsorgane wie Darm und Leber. Kontinuierlicher Stress und Anspannung belastet die Leber, was bspw. durch Aussprüche wie „mir ist eine Laus über die Leber gelaufen" oder „mir läuft die Galle über" zum Ausdruck kommt.

Besonders Bewegung an frischer Luft birgt einen großen Nutzen für alle Organe: Frische Luft sorgt für eine zusätzliche Durchblutung insbesondere von wichtigen Entgiftungsorganen wie Leber und Lunge, wodurch die Regeneration dieser wichtigen Organs wiederum gefördert wird.

Optimal für die Gesundheit ist ein moderates Ausdauertraining von 45 Minuten 3-5 Mal pro Woche. Leistungsorientierter Sport und zu starke Überlastung des Körpers sollten dagegen vermieden werden, da Extremsport in Distress ausartet.

Ausdauersport

Besonders vorteilhaft für die Entgiftung des Körpers sowie für die Gesundheit allgemein ist Ausdauersport.

Beim Ausdauersport steht - wie der Name sagt - die Ausdauer im Vordergrund, wobei die Bewegung bei relativ niedriger Intensität erfolgt.

Diese Intensität sollte über eine möglichst lange Zeit aufrechterhalten werden, ohne dass es zu einer vorzeitigen körperlichen bzw. geistigen Ermüdung kommt, außerdem sollte sich der Körper so schnell wie möglich wieder regenerieren.

Optimal ist eine gleichbleibende Pulsrate, die mit leichtem Training erreicht wird. Mit der Zeit kann die Intensität des Trainings gesteigert werden.

Beim Ausdauersport wird nicht nur die Stoffwechselleistung des Körpers gesteigert, bei diesem gesunden Ganzkörpertraining wird auch der Kreislauf auf positive Weise angekurbelt, das Herz arbeitet effizienter und der Ruhepuls sinkt.

Weiter werden überflüssige Pfunde abgebaut, welche den Körper zusätzlich belasten. Regelmäßige körperliche Betätigung fördert ganz nachhaltig das Wohlbefinden sowie eine innere Ausgeglichenheit, wodurch aufkeimender Stress in die Schranken verwiesen wird.

Ratsam ist es auf jeden Fall, mindestens eine Ausdauersportart zu betreiben. Das kann Wandern, Schwimmen, Radfahren oder Tanzsport sein. Wechseln Sie ruhig regelmäßig zwischen den einzelnen Ausdauersportarten ab, damit sich niemals Monotonie und Langeweile einstellen.

Denn Sport sollte niemals nur Mittel und Zweck sein, sondern immer auch ein Stück Lebensqualität bedeuten.

Laufen, Laufen, Laufen

Eine der besten Ausdauersportarten ist ganz einfach und von jedermann zu praktizieren: das Wandern an der frischen Luft. Man braucht keine teure Ausrüstung, kein Fitness-Studio, keine teuren Gerätschaften, und diese Bewegungsform ist überall möglich.

Hier ist keine Höchstleistung in Form von Jogging gemeint, sondern zügiges Laufen an der frischen Luft. Alles, was Sie dazu brauchen, sind ein paar gute Wanderschuhe und zweckmäßige Freizeitkleidung. Und los kann´s gehen. Laufen wirkt sich in vielerlei Hinsicht positiv auf unseren Körper aus.

Durch Bewegung an der frischen Luft wird die Durchblutung und Entgiftung der Leber aktiviert, durch die Einwirkung verschiedener Klimareize werden zudem die Abwehrkräfte aktiviert. Deshalb am besten bei Wind und Wetter an die frische Luft gehen, denn wie heißt es so schön: Es gibt kein schlechtes Wetter, nur schlechte Kleidung.

Um die beste Wirkung zu erzielen, sollten Sie ruhig ab und an leichte Steigungen erklimmen: Denn wenn das Herz hüpft, arbeitet dieses besonders gut und wird so geschmeidig und gesund erhalten.

Ein ganz wesentlicher Aspekt beim Wandern ist auch der Naturaspekt. Durch das Betrachten der verschiedenen Landschaften im Laufe der Jahreszeiten beruhigt sich der Geist und die Seele jubiliert beim Genießen der vielfältigen Eindrücke der Natur.

Machen Sie sich bei Ihrem nächsten Spaziergang alle diese Eindrücke ganz bewusst und lassen Sie diese gezielt auf sich wirken: Der Ast, der im Wind weht. Der erste Strahl der Sonne im Frühling. Erleben Sie die Natur jeden Tag von neuem.

Tanzsport

Gerade Tanzsport ist als Einstieg geeignet, um bisherige Sportmuffel an Bewegung mit Spaß heranzuführen und ihnen zu zeigen, wie viel Freude es bereiten kann, den Körper auf angenehme Weise richtig zu fordern.

Tanz ist ein elementares Ausdrucksmittel des Menschen - es gibt verschiedene Tanzarten schon so lang wie die Menschheit selbst. Tanzen ist eine der geselligsten Sportarten überhaupt, in angenehmer Gemeinschaft werden Kontakte zu anderen Tänzern geknüpft. Tanzen ist auch ein Sport, für den es nie zu spät ist und der für jedes Alter geeignet ist.

Der gesamte Körper wird beim Tanzen gefordert, es ist die ideale Ausdauersportart mit positiver Wirkung auf das Herz-Kreislauf-System.

Aber auch die seelische Gesundheit kommt nicht zu kurz, drückt doch keine zweite Sportart so wie Tanzsport Lebensfreude aus - beschwingende Musik, gemütliche Räumlichkeiten und elegante Kleidung wirken wie Balsam auf unsere Seele.

Durch Tanzen kann ein doppelter Erfolg für die Leber verbucht werden: Zum einen wird durch Bewegung die Regeneration diese Organs aktiviert, zum anderen wirken sich die beim Tanzen erlebbaren Gefühle wie Lebensfreude positiv auf die Leber aus.

Ob klassische Standardtänze wie Walzer oder Foxtrott, feuriger Flamengo oder rassige Tänze wie Salsa und Rumba - finden Sie heraus, welche Tanzart Ihnen am besten gefällt und welche am besten zu Ihnen passt und machen Sie diesen Schritt zu Ihrem Lieblingstanz.

Schwimmen

Schwimmen ist eine äußerst gesunde Ausdauer-sportart, schwerelos gleiten und schweben wir durchs Wasser und entspannen uns hierbei auf angenehmste Weise.

Schwimmen eignet sich in besonderem Maße zur Entgiftung, da sich der Wasserdruck wie eine Massage auf die Lymphkanäle auswirkt – auf diese Weise wird das Lymphsystem, das auch treffenderweise als die Müllabfuhr unseres Köpers bezeichnet wird, auf optimale Weise angeregt.

In fast jeder Stadt kann glücklicherweise relativ kostengünstig in städtischen Hallenbädern trainiert werden.

Und was gibt es im Urlaub Herrlicheres als im Meer zu schwimmen, die Freiheit des Ozeans zu spüren, über sich der weite Himmel und um sich die Sonne, die sich im Meer spiegelt.

Radsport

Auch Rad fahren ist ein gesunder Ausdauersport, der Spaß macht und von jedermann zu praktizieren ist.

Im Gegensatz zum Lauftraining stellt Rad fahren auch eher eine moderate Herz-Kreislauf-Belastung dar, die es fast jedem ermöglicht, auch im untrainierten Zustand längere Fahrten zu unternehmen. Ein weiterer Vorteil gegenüber dem Laufen ist, dass die Gelenke bewegt und trotzdem geschont werden, da diese nicht durch ihr Eigengewicht belastet werden.

Rad fahren bietet zudem einen extrem hohen Erlebniswert, da man in kurzer Zeit viele Landschaften, Städte und Sehenswürdigkeiten passiert.

Beim Radsport wird nicht nur die Leber gestärkt und mit neuer Energie versorgt - auch das Herz-Kreislauf-System wird ertüchtigt, die Muskulatur wird trainiert, man verliert Gewicht - und das alles idealerweise in Gesellschaft und in angeregter Unterhaltung mit lieben Mitmenschen.

Epilog

Ölziehen ist eine unkomplizierte, einfache, nebenwirkungsarme und zudem äußerst preiswerte Methode zur täglichen Entgiftung des Körpers.

Eine Ölziehkur wirkt sich besonders auf die Zahn- und Mundgesundheit positiv aus. Zahnfleischbluten, Entzündungen des Zahnfleischs, lockere Zähne, Zahnbeläge und Mundgeruch werden sanft, und doch effektiv, bekämpft. Ölziehen wirkt aber nicht nur lokal im Mundbereich, sondern es dient auch der ganzheitlichen Therapie und Heilung vieler Krankheiten. Dieser Tatsache liegt die These des Ayurveda zugrunde, dass eine gründliche Reinigung und Entgiftung des Körpers die Voraussetzung für tiefer greifende Heilungsprozesse ist. Die Reinigungsprozesse dienen vor allem dazu, die Selbstheilungskräfte des Körpers in Gang zu setzen und fehlgeleitete Energien im Körper zu harmonisieren.

Durch das Ölziehen werden Schlacken, Gifte und Säuren aus der Mundhöhle und dem Zahnfleisch gezogen, eine weitere Entgiftung des Körpers wird durch das Ölziehen angeregt. Zudem wird durch die wechselseitige Beziehung von Organen und Zähnen eine Heilung/Linderung von Beschwerden an diversen Organen erzielt.

Somit ist Ölziehen eine simple, zugleich aber äußerst effektive Methode, den Körper zu entgiften und damit die Selbstheilungskräfte des Organismus anzuregen.

In diesem Buch lernen Sie zudem noch einige andere wertvolle Methoden, die der Reinigung und Entgiftung der Körpers dienen, kennen – eine Kombination von mehreren Entgiftungsmaßnahmen hat sich für die Vorbeugung und Therapie von Krankheiten am effektivsten erwiesen. Durch eine regelmäßige Entgiftung des Körpers können viele Krankheiten geheilt oder gelindert werden.

Durch die Anwendung der beschriebenen Maßnahmen wird der Mensch im Idealfall nicht nur von Krankheit und Leiden befreit, sondern er erlangt zudem deutlich mehr Lebensqualität, Ausgeglichenheit und Vitalität.

Auf Ihrem persönlichen Weg zu einem gesunden, glücklichen und erfüllten Leben wünsche ich Ihnen alles erdenklich Gute.

Herzlichst Ihre Apothekerin Dr. Angela Fetzner

Zur Autorin

Dr. Angela Raab geb. Fetzner, geboren in Bad Kissingen, ebenda auch aufgewachsen.

Studium der Pharmazie in Würzburg, anschließend Approbation zur Apothekerin. Aufbaustudium der Pharmaziegeschichte in Marburg, Abschluss als Pharmaziehistorikerin.

Dort auch Promotion zum Dr. rer. nat.

Seit 1996 bis dato Arbeit in öffentlichen Apotheken und Krankenhausapotheken in ganz Deutschland sowie der Schweiz. Daneben Seminartätigkeit im In- und Ausland.

Von 2012-2018 Veröffentlichung von mehr als 50 Ratgebern und Fachbüchern v. a. zu verschiedenen Gesundheitsthemen, die zehntausende von Lesern begeistern.

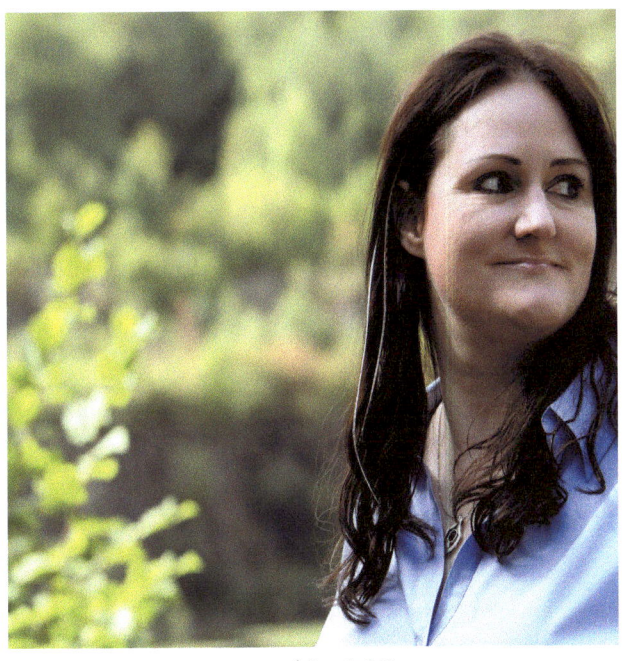

Ein herzliches Dankeschön

- an dieser Stelle an alle werten Leserinnen und Lesern. Lob, Kritik oder Anregungen können Sie mir gerne auf meiner Facebook-Seite https://www.facebook.com/AngelaFetzner oder auf meiner Autorenhomepage mitteilen: http://www.angela-fetzner.de

Bücher von Dr. Angela Fetzner

Finden Sie alle auf der Autorenhomepage: http://www.angela-fetzner.de

Auf meiner Homepage finden Sie nicht nur alle meine Bücher und E-Books. Darüber hinaus möchte ich meinen Leserinnen und Lesern auch einen besonderen Service bieten. So stelle ich auf meiner Homepage regelmäßig Onlinelesungen von mir ein, weiter schreibe ich Blogartikel zu verschiedenen Themen sowie Rezensionen zu diversen Büchern.

Hier können Sie sich auch für meinen Newsletter anmelden, um regelmäßig Informationen über neue Bücher, Preisaktionen, Verlosungen und Gesundheitstipps zu erhalten.

Außerdem finden Sie meine E-Books in allen führenden Online Shops und die Druckbücher im Versand- und Standardbuchhandel.

Sie finden mich auch in den sozialen Netzwerken: **Facebook, Twitter, Instagram und Youtube.**

https://angela-fetzner.de/___/

Leseprobe „Ayurveda - Die Kunst vom guten Leben"

„Was immer wir selbst tun können, um unsere eigene Gesundheit zu stärken, wirkt besser als das, was andere für uns tun."

David Frawley (*1950, US-amerikanischer Autor über Ayurveda und Hindu-Philosophie)

Prolog

In den letzten Jahren erfreut sich Ayurveda auch im Westen zunehmender Beliebtheit. Die in Indien beheimatete älteste Gesundheitslehre der Welt ist ein ganzheitliches Lebenskonzept, das lehrt, wie man Gesundheit, Vitalität und Lebensfreude bis ins hohe Alter bewahren kann. Gesundheit kann hierbei nur durch das Gleichgewicht von Körper, Seele und Geist erreicht werden. Ziel ist ein langes Leben, ohne Krankheit und Gebrechen, stattdessen reich an innerem Glück, Vitalität und Wohlbefinden.

Der gut verständliche Ratgeber möge dem Leser als Einblick in die spannende Welt des Ayurveda dienen – zum Einlesen, zum Inspirieren, zum Umsetzen. Das Buch zeigt, wie man die Prinzipien des Ayurveda in den Alltag integrieren kann und wie man Gesundheit und Wohlbefinden steigern sowie die innere Balance erhalten oder wieder finden kann.

Die Autorin berät und informiert als promovierte Apothekerin seit zwei Jahrzehnten zahlreiche Kunden. Als unabhängige Autorin und Apothekerin fühlt sich die Verfasserin dieses Buchs nur der Gesundheit und dem Wohl der Menschen verpflichtet.

Herzlichst Ihre Apothekerin Dr. Angela Fetzner

Was genau ist Ayurveda?

Wer sich näher mit Ayurveda beschäftigt, wird schnell feststellen, dass es sich hierbei um weit mehr als um wohltuende Wellnessmassagen handelt oder um mehr oder mehr weniger authentische ayurvedische Kochrezepte, sondern vielmehr um eine umfassende Gesundheitslehre, die alle Bereiche des Lebens er- und umfasst. Denn die Lehre des Ayurveda stellt eine verwobene und komplexe Mischung von Wissenschaft, Religion, Philosophie, Mythologie und Astrologie dar.

Ayurveda ist eine traditionelle indische Heilkunst und Gesundheitslehre. Übersetzt bedeutet Ayurveda „das Wissen vom (guten und langen) Leben". Der Begriff stammt aus dem Sanskrit – der alten Hochsprache Indiens - und setzt sich aus den Wörtern Ayus (Leben) und Veda (Wissen) zusammen.

Ayurveda ist eine ganzheitliche Lehre, die besagt, dass der Mensch nur gesund bleibt, wenn er sich im inneren Gleichgewicht aller Kräfte befindet. Im Gegensatz zur westlichen Medizin beschränkt sich Ayurveda nicht nur darauf, Krankheiten zu behandeln oder zu heilen, sondern das vorrangige Ziel ist es, durch gesunde Lebensführung die Selbstheilungskräfte des Körpers zu aktivieren.

Hierbei ist der Mensch nicht nur passives Objekt, sondern er wird selbst aktiv in der Behandlung tätig. Der Mensch wird dabei stets in seiner Ganzheitlichkeit gesehen und als individueller Bestandteil des Universums betrachtet.

Genau diese ganzheitliche Betrachtung des Menschen bedingt die zunehmende Popularität des Ayurveda auch im Westen gerade in einer Zeit, in der immer mehr Menschen von der Schulmedizin enttäuscht sind. Überdrüssig von der modernen Apparatemedizin, wenden diese sich umfassenden, alternativen Behandlungsmethoden zu – allen Fortschritten der modernen Medizin zum Trotz.

Denn im Ayurveda wird die Sehnsucht des Menschen nach einer umfassenden Medizin gestillt und erfüllt, da bei dieser Heilkunst nicht nur das aktuelle Leiden oder das kranke Organ eines Menschen im Mittelpunkt steht, sondern der gesamte Zustand des Menschen genau betrachtet und geprüft wird, er in seiner Einzigartigkeit wahrgenommen und entsprechend behandelt wird. So gibt es im Ayurveda auch keine Standardtherapien, selbst bei exakt der gleichen Krankheit wird immer unterschiedlich und individuell behandelt.

Von besonderer Bedeutung ist hierbei die individuelle Konstitution des Menschen, die bei der Behandlung in ihr natürliches Gleichgewicht gebracht werden soll. So besagt die Lehre des Ayurveda, dass nur ein Leben gemäß der eigenen Konstitution die Gesundheit bewahren oder wieder herstellen kann. Entsprechend muss bei jeder Therapie auch die persönliche Lebensweise überdacht werden, hierbei werden nicht nur medizinische Aspekte, sondern alle Bereiche des Lebens, auf den Prüfstand gestellt.

Am Anfang jeder Behandlung stehen Reinigungsmaßnahmen, die den Körper von Schlacken, Umweltgiften sowie seelischem Ballast befreien sollen. Dazu gehören wohltuende Massagen und Ölbehandlungen, weiter stehen Entspannungstechniken wie Meditation und Yoga auf dem Plan. Eine ganz wichtige Rolle spielt weiter die Ernährung, die gemäß der jeweiligen Konstitution ermittelt wird.

Durch diese Maßnahmen wird der Mensch im Idealfall nicht nur von Krankheit und Leiden befreit, sondern er erlangt deutlich mehr Lebensqualität durch neu gewonnene seelische und körperliche Kraft, Ausgeglichenheit und Vitalität.

Der Ursprung vom Ayurveda findet sich in der vedischen Hochkultur Altindiens. Das genaue Alter des Ayurvedas ist unbekannt, die ältesten bekannten schriftlichen Aufzeichnungen sind etwa 3000 Jahre alt. Man geht jedoch davon aus, dass die Wurzeln der mündlichen Überlieferungen noch viel weiter in die Vergangenheit zurückreichen.

Ayurveda ist eine Kombination von Erfahrungswerten und Philosophie, die sich auf die für die menschliche Gesundheit und Krankheit wichtige physische, mentale, emotionale und spirituelle Aspekte konzentriert. In Asien, insbesondere in Indien, wird Ayurveda als Heilmethode auch wissenschaftlich an Universitäten gelehrt und ist bei der Bevölkerung vollständig akzeptiert und anerkannt.

Das Studium der Ayurveda-Medizin dauert wie das schulmedizinische Studium mindestens fünfeinhalb Jahre. Die Unterrichtssprache ist Englisch und Sanskrit. In Krankenhäusern arbeiten Schulmediziner und ayurvedische Ärzte zum Nutzen des Patienten Hand in Hand miteinander. Die erfahrensten Ayurveda-Ärzte praktizieren in Kerala, der Heimat des Ayurveda. Kerala ist ein Küstenstaat im Südwesten von Indien, unzählige Inder sowie Menschen aus der ganzen Welt pilgern nach Kerala, um Linderung für ihre Leiden zu erfahren. So wird ersichtlich, dass authentisches Ayurveda viel mehr ist als eine kurzlebige Modeerscheinung, sondern eine große Bereicherung für alle Menschen, die in psychischer und physischer Harmonie leben wollen.

Diagnose und Behandlung

Die Stärke der ayurvedischen Medizin ist es, den Menschen in seiner Individualität zu erkennen und auch entsprechend zu behandeln. Man geht in der ayurvedischen Philosophie davon aus, dass jeder Mensch von Geburt an ein bestimmtes Pakriti besitzt – Pakriti kann man als den persönlichen Bauplan eines Menschen ansehen oder auch als sein individuelles Wesen. Das Pakriti ist bereits bei der Empfängnis festgelegt. Es ist bestimmt durch die jeweiligen Gene der Eltern sowie deren geistigen und körperlichen Zustand bei der Zeugung. Das Pakriti ist bei jedem Menschen einzigartig, ein Pakriti gleicht niemals dem anderen. Es bestimmt unsere gesamte Persönlichkeit und Individualität. Gesundheit wird als Harmonie des individuellen Pakriti und als ausgeglichene physische und psychische Konstitution angesehen. Krankheit entsteht durch eine Disharmonie der individuellen Konstitution, es gilt daher, diese wieder in Balance zu bringen.

Eine Disharmonie in der Konstitution kann bspw. durch ungesunde Ernährung, einen unpassenden Lebensstil, mangelnde Bewegung, Stress, Überforderung, ungünstige klimatische Verhältnisse oder eine Anreicherung von Umweltgiften, Schlacken, Toxinen und Säuren im Körper entstehen.

Auch seelische Traumata, belastende Erlebnisse und eine ungünstige genetische Disposition können das Gleichgewicht im Körper stören.

Der unnatürliche Zustand des Körpers, bei dem die individuelle Konstitution aus den Fugen geraten ist, wird als Vikriti bezeichnet. In der ayurvedischen Medizin ist es außerordentlich wichtig, den Auslöser für eine Erkrankung zu kennen. Während in der Schulmedizin die Krankheit häufig nur symptomatisch behandelt wird, der auslösende Faktor für die Behandlung einer Erkrankung aber nur eine untergeordnete Rolle spielt, ist es für den ayurvedischen Therapeuten von großer Bedeutung, herauszufinden, was die Erkrankung ausgelöst hat.

So wird der Patient nach seinen Lebensgewohnheiten gefragt, nach seiner Ernährung, nach seinem Tagesablauf, nach Vorerkrankungen und nach seinem aktuellen Gesundheitszustand – so kann der ayurvedische Arzt sich ein genaues Bild von seinem Patienten und dessen Konstitution machen. Bei der Befragung geht der ayurvedische Arzt idealerweise sehr empathisch vor – er hört dem Patienten zu, fühlt mit ihm, hat Verständnis für ihn. Der ayurvedische Therapeut sieht den Menschen als Ganzes, an erster Stelle steht der Mensch, dann erst die Krankheit.

Durch die Befragungen erkennt der geschulte ayurvedische Arzt auch schnell, inwieweit die aktuelle Konstitution des Patienten von dessen ursprünglicher Konstitution abweicht – hieraus leitet sich dann auch die für den Klienten geeignete Therapie ab. Die Therapie beginnt also mit einer richtigen und ausführlichen Diagnose und Bestandsaufnahme.

Im Ayurveda sagt man deshalb auch, dass die richtige Diagnose die beste Therapie ist.

Hierbei ist zu beachten, dass es in der ayurvedischen Medizin keinen für alle Menschen gültigen Gesundheitsbegriff gibt. Da jeder Mensch eine individuelle Konstitution besitzt, können auch nicht für alle Menschen die gleichen Regeln betreffend Ernährung, Bewegung und Lebensweise gelten.

Die Diagnose wird stets am gesamten Patienten durchgeführt – d. h. der ganze Mensch wird genau betrachtet und untersucht, nicht nur das erkrankte Organ. Zur ayurvedischen Diagnose gehören z. B. generell eine gründliche körperliche Untersuchung, Puls- und Urinuntersuchungen sowie eine Prüfung von Zunge und Augen, unabhängig davon, in welchem Bereich die Beschwerden vorliegen. Dies dient nicht nur der Diagnosefindung, sondern auch dazu, die individuelle Konstitution, also das Verhältnis der Doshas zueinander, zu ermitteln.

Mit Hilfe dieser Information wird die für den Patienten angezeigte Therapie bestimmt.

Die Behandlung umfasst das Vermeiden ursächlicher Faktoren, die für das fehlende Gleichgewicht der Doshas verantwortlich sind. Normalerweise besteht die Behandlung aus einer speziellen Ernährung, manueller Therapie, einer vorgeschriebenen Tagesroutine und der Gabe bestimmter Medikamente.

Im Ayurveda ist die individuelle Ernährung der Hauptpfeiler der Therapie.

Dafür gibt es zwei Gründe: nur qualitativ hochwertige Nahrung kann vom Körper zu qualitativ hochwertigen Stoffen verstoffwechselt werden.

Das vorrangige Ziel der ayurvedischen Heilkunst ist dabei stets die Vermeidung von ernsthaften Erkrankungen, indem man versucht, den Auslöser der jeweiligen Erkrankung zu finden. Deshalb ist es wichtig, bereits erste, unspezifische Anzeichen einer Erkrankung zu erkennen, um so den Boden für den weiteren Ausbruch der Krankheit entziehen zu können.

Dies geschieht v. a. durch die Bemühung um die für den jeweiligen Patienten richtige Ernährung und Lebensweise, sowie das Ziel, ungesunde Gewohnheiten aufzugeben. Daneben gibt es eine Reihe von Behandlungen, die dem Körper dabei helfen sollen, das richtige Verhältnis der Doshas wieder zu erlangen.

Die Diagnose in der ayurvedischen Heilkunst ist eine Beschau mit allen Sinnen. Der ayurvedische Arzt sieht, hört, fühlt – er erfasst also den Patienten mit allen Sinnen. Zu den Routineuntersuchungen gehört die Inspektion (das Betrachten) des Patienten, woran sich in der Regel die Palpation (das Betasten mit den Fingern oder der Handfläche, um Konsistenz, Schmerzempfindlichkeit und Beweglichkeit der Organe zu überprüfen) anschließt. Auch die Auskultation (das Abhorchen, typischerweise mit dem Stethoskop) ist eine Standarduntersuchung. Die Beschaffenheit der Zunge gibt dem Arzt weiter Auskunft über etwaige Stoffwechselstörungen sowie über Störungen der Doshas.

Ferner verrät die Struktur der Augen viel über eine etwaige Disharmonie im Körper - je nachdem ob die Augen klein, eng oder groß sind, kann auf bestimmte Dosha-Störungen geschlossen werden. Auch die Stimme des Patienten fließt in die Untersuchung mit ein, hier spielt die Tonlage und der Klang derselben eine wichtige Rolle für die Beurteilung von Störungen der Konstitution. Die Gestalt des Patienten, seine Körperstruktur und sein Gang lassen ebenfalls Rückschlüsse auf die Balance im Menschen zu.

Bei der Berührung der Haut des Patienten prüft der Ayurveda-Spezialist, ob diese trocken, feucht, ölig, rau, fein, warm oder kalt ist. Denn auch die Beschaffenheit der Haut kann Kennzeichen für Ungleichgewichte im Körper sein. Von ganz fundamentaler Bedeutung ist die Pulsdiagnose. So weist der Puls stets stabile konstitutionelle Merkmale auf, daneben wird dieser aber auch durch körperliche und seelische Störungen beeinflusst.

Der Urin des Patienten spielt hinsichtlich der Häufigkeit, der Menge und der Farbe eine wichtige Rolle in der ayurvedischen Diagnostik. Der Stuhlgang dagegen gibt Auskunft über den Zustand der Doshas und der Körpergewebe, über das Verdauungsfeuer (Agni) und den Stoffwechsel sowie über etwaige Schlackenstoffe und Toxine.

Daneben prüft der geübte Ayurveda-Mediziner noch weitere Parameter wie die Beweglichkeit des Patienten, dessen Körperkraft, die Vitalität der Gewebe und Knochen, weiter den Körperbau, die Körpermaße und –proportionen. In die Untersuchung wird auch die Anpassungsfähigkeit des Patienten miteinbezogen, seine Wahrnehmungsfähigkeit, seine psychische Belastbarkeit und seine Altersstruktur. Um die besten Behandlungserfolge zu erzielen, arbeitet der ayurvedische Arzt integrativ mit der Schulmedizin zusammen. So erfolgen auch Laboruntersuchungen des Blutes und des Urins sowie apparative Untersuchungen (z. B. Ultraschall).

Hinweis

Bezüglich der im Folgenden gemachten Ausführungen darf der Leser darauf vertrauen, dass die Autorin große Sorgfalt darauf verwendet hat, dass die Angaben in diesem Buch dem neuesten Stand der Wissenschaft entsprechen. Die Erkenntnisse in der Medizin und Pharmazie sind jedoch niemals statisch, sondern unterliegen einem fortlaufenden Entwicklungsprozess. Alle Angaben können von daher immer nur dem aktuellen Wissensstand zum Zeitpunkt des Erscheinens des Buchs entsprechen.

Deshalb kann die Autorin für die gemachten Angaben und Empfehlungen keinerlei Verantwortung und Gewähr übernehmen. Die Durchführung der in diesem Buch empfohlenen Anwendungen erfolgt auf eigene Gefahr des Benutzers. Die Autorin übernimmt keine Haftung für Personen-, Sach- und Vermögensschäden aufgrund der Umsetzung der hier erteilten Ratschläge.

Die umfassende Säuberung des Körpers – und der Seele – geschieht durch verschiedene reinigende Zyklen, die alle Hand in Hand gehen. Da viele Schadstoffe fettlöslich sind, wird bei den meisten Ayurveda-Anwendungen mit viel Öl gearbeitet, um die Schadstoffe darin zu lösen. Wärme erweitert die Gefäße und erleichtert zusätzlich den Abtransport von Schadstoffen. Ausschlaggebend für die Art der Behandlung ist die jeweilige Konstitution des zu Behandelnden.

Nach der Panchakarma folgt eine Stabilisierungsphase. Hierbei werden alle Organsysteme langsam wieder auf Trab gebracht.

Ayurvedische Massagen

Allgemeines zu Massagen

Massagen dienen nicht nur der Behandlung von Rückenleiden oder von Verspannungen im Nacken- und Schulterbereich - sie können vielmehr positiv auf den gesamten Organismus wirken und eine Wohltat für Körper, Geist und Seele darstellen. Berührungen und Streicheleinheiten, insbesondere von „magischen" und glücksbringenden Händen, bauen jede Form von Stress ab und sorgen für tiefe Entspannung. Massagen gehören zu den ältesten Heilmitteln der Menschheit und haben ihren Ursprung wahrscheinlich im Osten Afrikas und in Asien. Bei den streichenden Bewegungen wird die Widerstandskraft des Körpers gestärkt, die gesamte Muskulatur entspannt, Schmerz gelindert und die Psyche beruhigt. Angst und Stress werden über die Beeinflussung des gesamten vegetativen Nervensystems aufgelöst.

Massagen im Ayurveda

„Meine Hand ist Gott. Grenzenlos glückselig ist meine Hand. Diese Hand bewahrt alle heilenden Geheimnisse, die ganz machen mit ihrer sanften Berührung."
(Zitat aus der Rigveda, dem ältesten Teil der vier Veden)

Massagen gehören im Ayurveda zu den wichtigsten Behandlungen, sie werden zur Vor-, Haupt- und Nachbehandlung eingesetzt. Sie dienen dem Abtransport von Schadstoffen, Toxinen und Schlacken – aber auch zum Ausleiten von seelischen Belastungen und negativen Erinnerungen. Sie wirken weiter harmonisierend und ausgleichend auf den gesamten Körper. Die Durchblutung wird angeregt, das Verdauungsfeuer stimuliert, die Muskulatur entspannt. Ayurvedische Massagen folgen nicht nur einer Technik von bestimmten Handgriffen, um äußere Verhärtungen und Schmerzen zu lindern.

Idealerweise wird der Körper auch von inneren Verhärtungen befreit. Es erfolgt eine positive Wirkung auf Körper, Geist und Seele. Der Kopf wird wieder frei, Konzentration und Gedächtnisleistung steigen. Das Immunsystem wird gestärkt, die Massage wirkt verjüngend, befreiend, reinigend und ausgleichend auf die Psyche. Die intensiven Effekte betreffen also nicht nur den Körper, sondern den Menschen in seiner Gesamtheit. Die ayurvedische Massage gleicht einem Fest aller Sinne, die eine tiefe und wohltuende Wirkung auf den Empfangenden ausübt.

Alle Organe und Gewebestrukturen werden verjüngt und regeneriert.

Bei geistiger und körperlicher Arbeit werden Stress und Disharmonien ausgeglichen. Durch eine liebevoll durchgeführte ayurvedische Massage wird die ganze Kraft der Berührung für den Massierenden spürbar, durch die Berührung können Glückshormone wie bspw. Serotonin freigesetzt werden.

Traditionell werden im Ayurveda Männer von Männern und Frauen von Frauen massiert – um etwa sexuelle Erregung, Stress, Peinlichkeiten und Gefühle der Scham auszuschließen - sind dies doch Gefühle, welche die Wirkung der Massage mindern können.

Bei starken Erkältungen mit Verschleimung, akuter Grippe sowie Fieber sollten keine ayurvedische Massagen durchgeführt werden. Eine weitere Gegenanzeige (Kontraindikation) ist eine direkt vorausgehende ausleitende ayurvedische Behandlung. Ferner sollte bei vollem Magen und bei noch nicht erfolgter vollständiger Verdauung nicht massiert werden.

Ölmassagen im Ayurveda – Snehana

Die Verwendung von reichlich Öl spielt eine bedeutende Rolle bei Ayurveda-Behandlungen, das Öl dient als Mittler zwischen Außen (Ayurveda-Masseur) und Innen (dem die Massage Empfangenden). Im Ayurveda werden Ölmassagen generell als Snehana bezeichnet – das bedeutet, dass die Massagen besonders einfühlsam, liebevoll und sanft ausgeübt werden.

Ende der Leseprobe

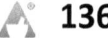